Der Weg des Spirituellen Lichtkriegers

Wolfgang Hahl

Geschrieben

im März 2015

in Sihanoukville/Kambodscha

als Wegweiser und Richtschnur

für zukünftige Krieger des Lichts

auf eine innere geistige Anweisung hin,

die drängte, dieses Buch zu schreiben

und für kommende Generationen

zu hinterlassen.

Im Gedenken

an alle großen Krieger, Ritter

und Kampfkünstler der Vorzeit

und ihre höchsten

geistigen wie spirituellen Ideale,

die diesen Weg noch aufrichtig

als ganzheitliche Persönlichkeitsschulung

betrieben und ihn unerschütterlich

bis über ihren Tod hinaus gingen.

Der Weg des Spirituellen Lichtkriegers

von
Wolfgang Hahl

Sämtliche Fotos wurden vom Autor persönlich aufgenommen.
Sie bilden allesamt ausgestellte Figuren eines klösterlichen Innenhofes in Bangkok ab, wo bewusst alte antike Steinfiguren mit taoistischen Motiven neuzeitlicher Bronzefiguren kombiniert wurden, die unterschiedlichste Yoga-Positionen sowie Qi Gong-Übungen darstellen.
Passend zum Buchinhalt demonstrieren sie den Brückenschlag von spirituellen Idealen der Alten Zeit zu modernen Übungssystemen.

Cover-Foto: „Hermanns-Denkmal" in der Nähe von Detmold, Nordrhein-Westfalen

Vogelhof 2, 89584 Ehingen (Donau)

ISBN 978-1790515523
Independently published

***

Wie man das Buch lesen sollte

Dies ist kein übliches Lesebuch, da der Inhalt ganz im Stil des asiatischen Zen in seinen einzelnen Aussagen auf das Wesentliche verdichtet wurde und daher einzelne Botschaften in ihrer Tiefgründigkeit schnell überlesen werden können.
Es empfiehlt sich daher, jeweils immer nur einzelne kurze Passagen bzw. Kapitel langsam und in Ruhe durchzulesen und anschließend darüber zu meditieren, um die kompakten Aussagen auch verinnerlichen zu können. Wenn man so das gesamte Buch vollständig auf sich hat wirken lassen, kann man zukünftig folgendermaßen damit arbeiten und ein Leben lang für sich nutzen:

Man hält das Buch am besten morgens oder abends zwischen seinen Händen und stellt sich vor, dass man mit seinem Geist tief darin eintaucht und gleichzeitig den gesamten Inhalt intuitiv erfasst.
Dann fragt man sich klar und deutlich, welches Kapitel für den heutigen Tag bzw.

für die derzeitige Lebenssituation maßgeblich und ausschlaggebend ist, und spürt noch einige Sekunden weiter nach. Dann schlägt man, ohne nachzudenken, das Buch spontan auf, liest das Kapitel, das man gerade aufgeschlagen hat, und wird in den meisten Fällen dabei feststellen, dass der vorgefundene Text genau die richtige Antwort für einen bereit hält oder man zumindest einen wichtigen Ratschlag oder Hinweis zu seinem momentanen Lebensabschnitt darin findet.

Dabei ist es kein Zufall, wenn man innerhalb kurzer Zeitabstände immer wieder auf dieselbe Textpassage trifft oder dieselbe Seite aufschlägt. Vielmehr sollte man dies als Aufforderung von seinem Überbewusstsein bzw. seinem Höheren Selbst betrachten und akzeptieren, das einen anscheinend verstärkt auf eine spezielle Wahrheit oder Sichtweise hinweisen möchte, die man vielleicht in seiner Tiefe noch nicht ganz verstanden oder durchdrungen hat.

Denn schon der historische Gautama Buddha betonte bereits vor ca. 2500 Jahren gegenüber seinen Schülern, dass die höchsten spirituellen Wahrheiten immer wieder gehört werden müssen, bis

man fähig ist, sie vollkommen in sich aufzunehmen und schlussendlich auch zu leben.
Auf diese Weise kann das vorliegende Werk konkret ein ganzes Leben lang nicht nur als wichtiger spiritueller Ratgeber für sich genutzt werden, sondern darüber hinaus auch jeweils aufzeigen und bewusst machen, in welchen Lebensbereichen man bereits Fortschritte gemacht hat bzw. wo es vielleicht noch gilt, das Gelesene weiterhin zu üben.

***

Widmung

Dieses Buch widme ich den Kindern, die jetzt wiedergeboren werden und in ihrer Seele diese hohen Ideale bereits mit sich bringen und in ihren Herzen tragen.
Sie werden die neuen Spirituellen Lichtkrieger in dieser dunklen Zeit sein und das Goldene Zeitalter einläuten helfen.
Möge es ihnen gelingen, diesen Weg für alle zukünftigen Generationen zu bewahren.

INHALT

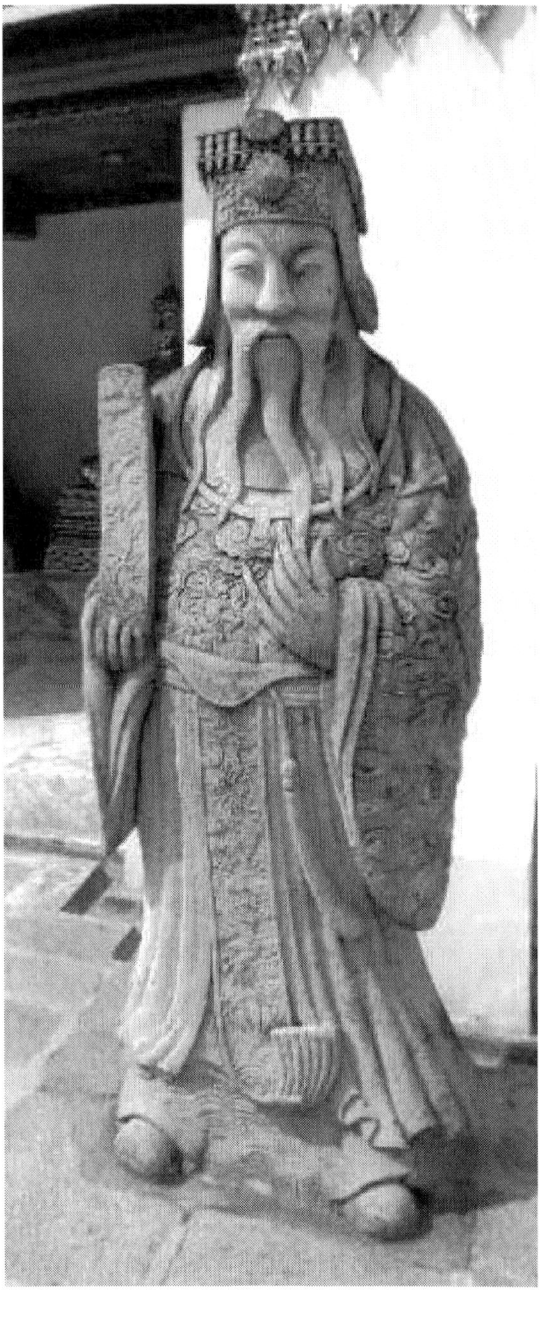

***

Vorwort

Für viele Jahre war das Buch „Der Weg des Samurai", das von einem der letzten lebenden japanischen Samurai verfasst worden war, nicht nur in Japan, sondern für Kampfkünstler und Verehrer der asiatischen Philosophie weltweit sowohl ein Zeugnis der alten japanischen Kultur und insbesondere der früheren japanischen Krieger- und Ritterkaste.

Darüber hinaus wurde es aber auch durch die Kraft und Ausstrahlung seines Inhalts und seiner Worte ein wichtiger innerer Leitfaden zur Entwicklung eines aufrechten Charakters und starken Geistes.

Alleine das Lesen bewirkte bei vielen Menschen den Entschluss und die Motivation, ihr Leben vermehrt in Anlehnung an diese einstmals hohen ritterlichen Ideale auszurichten und mit aller Kraft zu versuchen, danach zu leben bzw. diese wenigstens in ihrem Alltag zu üben und sich immer wieder bei den täglichen Pflichten und Tätigkeiten daran zu erinnern.

Zwar ist der geistige Weg zur inneren Vervollkommnung mit seinen Heraus-

forderungen und Aufgaben immer derselbe und sind die inneren Hemmnisse im Menschen, die es zu überwinden gilt, letztendlich weltweit und überall die gleichen. Doch haben sich in der modernen Zeit viele grundlegende Dinge im Äußeren dramatisch gewandelt, die es zu berücksichtigen gilt und unmöglich machen, den alten Weg der Samurai heutzutage noch genauso zu verfolgen und zu gehen wie früher.
So macht es in der heutigen Zeit z.B. keinen Sinn mehr, die alten asiatischen Kampfkünste (Bushido) so zu üben, dass man ein Schwert im Ernstfall tatsächlich zur Verteidigung des Lebens, notfalls sogar gegen eine Übermacht, einzusetzen weiß, seitdem es Schusswaffen gibt, die einem Schwert weitaus überlegen sind.

Genauso verhält es sich mit manch alten Teilen der Samurai-Philosophie: Für die alten Samurai war es die oberste Pflicht, ihrem jeweiligen Herrn und Fürsten bedingungslos ergeben zu sein und zu dienen. Deshalb waren sie jederzeit dazu bereit, für ihn zu kämpfen und sogar zu sterben. Dabei galt auch nur das kleinste menschliche Versagen oder Schwäche schon als Akt des Ehrverlustes, für den die

Samurai sich gnadenlos selbst bestraften und ihr Leben oftmals durch Seppuku beendeten (ritueller Selbstmord durch Aufschlitzen des Bauches).

Dieses übertriebene Ehrgefühl und überzogene Reaktion ist schon lange nicht mehr zeitgemäß. Auch die ehemals feudalen Strukturen mit der absoluten Unterwürfigkeit und Hingabe der Samurai-Krieger an den jeweiligen Herrn existieren nicht mehr und müssen darüber hinaus vom spirituellen Standpunkt grundsätzlich überdacht und in Frage gestellt werden. Sie bedürfen vielmehr einer vollkommenen Neuausrichtung auf höhere spirituelle Ideale und Ziele, die nicht mehr auf einen höherstehenden menschlichen Herrn oder Herrscher fixiert sind. Sondern sich stattdessen der höchsten göttlichen Geistesebene verschreiben, die ein Mensch erreichen kann und die letztendlich das Ziel aller religiösen wie spirituellen Einweihungswege ist.

Dem Autor Wolfgang Hahl, der selbst seit seiner frühesten Kindheit unterschiedlichste asiatische Kampfkünste übte und praktizierte und in den vergangenen 40 Jahren seines Lebens die unterschied-

lichsten geistigen Einweihungswege beschritt und tagtäglich praktizierte, ist dieses schwierige Vorhaben mit dem vorliegenden Buch eindeutig gelungen.

Darüber hinaus entstand so auch ein einmaliges philosophisches Werk und Leitfaden, das jedem geistig Suchenden wie auch spirituell Fortgeschrittenen in unglaublich kompakter, aufrüttelnder, aber auch zutiefst einfühlsamer wie humorvoller Weise einen inneren Wegweiser mit höchsten Wahrheiten und praktischen Weisheiten in die Hand gibt.

Wenn man diesen immer wieder in seinem Alltag für sich nutzt, wird es jedem aufrichtig Übendem möglich sein, daraus sein Leben lang geistige Nahrung, inneren Antrieb und Erinnern an essentielle Lebenswahrheiten für sich heraus zu ziehen. Ruft man sich die darin geschilderten Zusammenhänge und Ideale regelmäßig ins Gedächtnis, wird es einem zunehmend gelingen, sich damit auch in harten, herausfordernden oder unglücklichen Phasen seines Lebens jedes Mal effektiv motivieren zu können, über sich hinaus zu wachsen und seinen individuellen Weg in Kraft, Sanftheit, Klarheit,

Gelassenheit, Mitgefühl, Liebe und Schönheit zu beschreiten.
Diese Liebe zur gesamten Schöpfung und Schönheit eines wahrhaft spirituellen Weges strahlt durch die Worte jeder einzelnen Seite und stellt damit die geistige Meisterschaft des Autors unter Beweis. Sie erklärt darüber hinaus, warum er bereits seit nunmehr 30 Jahren von tausenden spirituell suchenden Menschen aufgesucht wurde und seitdem als spiritueller Ratgeber und Lehrer gewirkt und dieser Aufgabe sein Leben gewidmet hat.
Nach seinen eigenen Worten beinhaltet das vorliegende Werk nichts weniger als die Essenz seiner Lebenserfahrung sowie auch sämtlicher spiritueller Wege und der ostasiatischen Kampfkünste.

***

Einleitung

Alle alten Völker, die einem spirituellen Weg und sehr hohen Idealen als innerem Leitfaden folgten, übten sich ständig bei allem, was sie taten, in der Perfektion dieser Ideale. Denn sie sahen sich als direkte Nachkommen göttlicher bzw. himmlischer Wesen!

Ihr spirituelles Ziel und tägliches Üben war in jeder Sekunde einzig und allein darauf ausgerichtet, das menschliche Sein so zu veredeln und aus dem Morast der Begierde und Verstrickungen empor zu heben, bis ihnen der Kontakt zu den himmlischen und lichten Wesen immer öfter gelang.

Durch diese Begegnungen wurden sie auf ihrem Weg derart inspiriert und motiviert, dass sie schließlich selbst zu solchen göttlichen Wesen wurden und dadurch ihre legitime Nachkommenschaft unter Beweis stellten und in ihren Handlungen davon zeugten.
Sie alle kannten die geistige Himmelsbrücke, die sie mit den himmlischen Wesen

und höheren Lichtwelten verband und auf der sie zu den „Göttern“ und die „Götter“ zu ihnen reisen konnten.

Die alten Germanen nannten diese „Bifröst“, die Regenbogenbrücke, und selbst die späteren Christen, die diese Kultur und Traditionen zerstörten und ausrotteten, sprachen dennoch auch vom Regenbogen als mystischem Zeichen Gottes und sahen ihn als Verheißung sowie Ausdruck der unverbrüchlichen Treue und Verbindung des Göttlichen zu den Menschen.

Deshalb wurde der Pfad des wahren „Spirituellen Lichtkriegers“ schon vor Jahrzehnten auch der Weg des „Regenbogenkriegers“ genannt.
Denn flüchtig und kurz wie ein Regenbogen brechen manchmal die göttlichen Dimensionen für einen Augenblick in die menschliche Welt ein.

Doch der wahre spirituelle Krieger vergisst diese Momente nie und bewahrt sie in seinem Herzen so wie die Erinnerung an einen Regenbogen, der kurz aufleuchtet und vergeht!

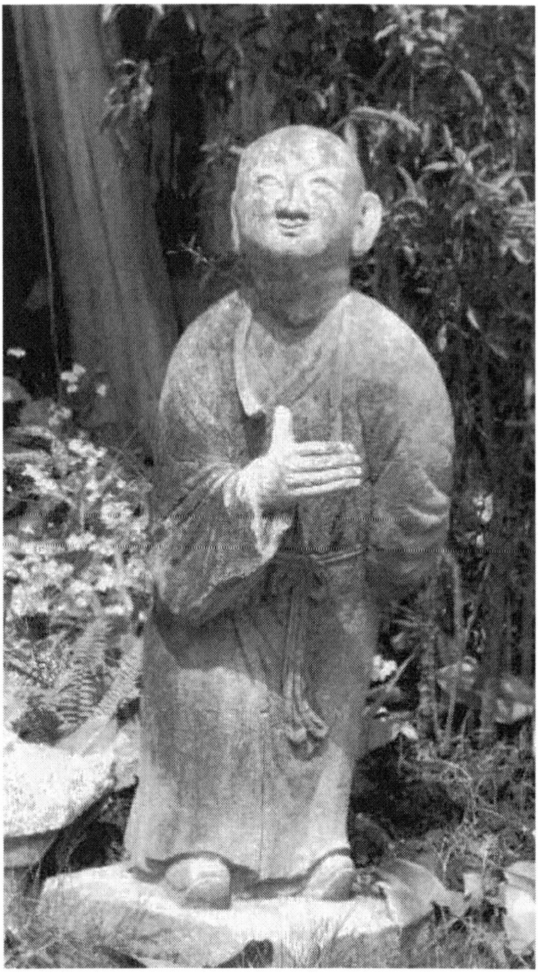

***

Von der Wichtigkeit und Bedeutung der eigenen Lebensvision

Am Anfang seines Weges muss ein Spiritueller Lichtkrieger wissen, wohin seine Reise überhaupt geht und was das Ziel seines Weges ist!
Erst dann kennt er die Richtung seines Weges und wird sein Ziel nicht mehr aus den Augen verlieren, auch wenn er sich das eine oder andere Mal verlaufen oder verfahren sollte.
Denn auch Umwege sind Wege und manchmal sogar die interessanteren und abenteuerlicheren, solange sie keine Sackgasse sind und als solche enden.

Doch um seinen Weg und sein Ziel zu kennen, braucht es eine konkrete und umfassende Vision aus den höchsten lichten Ebenen des Seins!

Um seinen Weg zu erkennen und eine kraftvolle Vision aus der höchsten göttlichen Quelle zu erhalten, braucht es wiederum Beharrlichkeit, ernsthaftes Suchen, de-

mütige Hingabe und tagelanges Flehen, Gebete und Anrufungen an den Göttlichen Geist, der dieses Universum durchweht und den wir „Leben" nennen!

Nicht dass das Göttliche so schwer zu erreichen wäre! Oder Gott gar ein sturer verbissener Kauz ist, der es genießen würde, uns so lange zappeln zu lassen!

Nein, es geht darum, dass der Spirituelle Lichtkrieger erst durch sein beharrliches Bitten und Flehen um seine Vision seine Ernsthaftigkeit zum Ausdruck bringt und zeigt, dass er es wirklich ernst meint, wirklich wissen will und ein echter Suchender ist!

***

Vom tieferen Sinn von Leid und Schmerz

Um ein solch wahrhaft Bittender und Flehender zu werden, braucht es bei den meisten Menschen ein Übermaß an erlittenem Leid, bis sie in die Knie gehen können und wirklich die Quelle des Lebens, die manche Gott nennen, ernsthaft, demütig und mit Inbrunst und Hingabe anflehen und um seine Vision und Hilfe bitten.
Von daher werden das Leid und der Schmerz gebraucht und sollte man kein falsches Mitleid mit den Menschen haben, sondern erkennen, dass all der Schmerz und Leiden ein fester und notwendiger Bestandteil des spirituellen Wachstums aller Wesen im Universum ist.

Selbst Götter und Lichtwesen werden davon nicht verschont, wie all die seit Tausenden von Jahren existierenden Legenden und Sagen dramatisch berichten.
Doch ein weiser und erfahrener Mensch wird immer wieder erkennen und wahrnehmen, dass alles Leid letztendlich selbst

verursacht und von den eigenen unterbewussten „geistigen Programmen" hervorgerufen und ausgelöst wird.

Ein Spiritueller Lichtkrieger nimmt deshalb sein Leid und seinen Schmerz immer an, der ihm im Leben zugeführt wird, ohne darüber zu murren und zu klagen.
Denn er weiß und hat erfahren, dass sein Schmerz jedes Mal seine Seele und seinen Geist von anhaftenden Schlacken befreit hat und dass er auf einer höheren überbewussten Ebene sein Leid selbst als Erfahrung erwählt hatte, um sich dadurch wieder auf „die richtige Spur" zu bringen und zurück auf seinen wahren inneren Weg zu begeben.

Ein fortgeschrittener Schüler bedankt sich deshalb jedes Mal beim Universum für das erfahrene Leid und fragt sich, was es ihm frei brennen und zeigen will.

Als Meister beschließt er dann eines Tages aus seinem kristallklaren Geist heraus einfach, dass er dieses Leid nicht mehr braucht; und lässt es los!

***

Von der spirituellen Suche

Ein Spiritueller Lichtkrieger studiert bereitwillig alle Religionen und probiert auch wie ein Kind neugierig alle spirituellen Techniken aus.
Doch er lässt sich nicht von einer Kirche, Sekte oder Einzelwahrheit binden, fesseln oder knebeln, da er weiß, dass alle Flüsse ins Meer fließen und der Geist des Lebens allumfassend ist.

Er behandelt deshalb alle Wege und Religionen mit Achtung und dem gleichen Respekt.
Doch er betrachtet sie nicht als seinen Weg, sondern sieht sie als Stationen auf seinem ganz persönlichen und eigenen Weg an, der heilig und einmalig ist und deshalb nicht von geistigen Leitplanken eingeschränkt und eingeengt werden kann und darf.

Wenn er das Göttliche um seine eigene individuelle Vision zu seiner Lebensaufgabe bittet, erwartet er keine allumfassende Vision wie beim Betrachten eines

Kinofilms! Meistens wird er nämlich nur Bruchstücke empfangen und viele Fragen werden offen bleiben.

Ein wahrer Spiritueller Lichtkrieger weiß, dass es das Wichtigste im Leben ist, erst einmal nur die nächsten Schritte seines Weges zu kennen, denn diese sind es, die unmittelbar vor ihm liegen.

Denn würden wir in unserer Vision unseren gesamten Weg als Ganzes im Voraus sehen können, würde unser Leben nicht nur langweilig und verplant verlaufen. Sondern würden wir dadurch auch öfters stolpern und hinfallen, weil wir unseren Blick nicht konzentriert auf die nächsten Schritte gerichtet halten, die es gilt, bewusst, achtsam und liebevoll zu gehen.

Deshalb wird ein wahrer Spiritueller Lichtkrieger immer wieder in seinem Leben um eine Vision seines Weges bitten und flehen, um damit nicht nur die Verbindung und den Kontakt zur göttlichen Quelle zu nähren und aufrecht zu halten.
Sondern darüber hinaus auch, um immer wieder seine nächsten Schritte aufgezeigt

zu bekommen, die es anschließend zu gehen gilt.

Egal, wie klar oder auch undeutlich die Visionen für seinen persönlichen Weg jeweils ausfallen mögen, vergisst er dabei nie, dass es ständig darum geht, Liebe und Mitgefühl zu entwickeln und Beharrlichkeit und Urvertrauen ins Leben zu haben, da die tiefen Wahrheiten eigentlich immer sehr einfach sind.

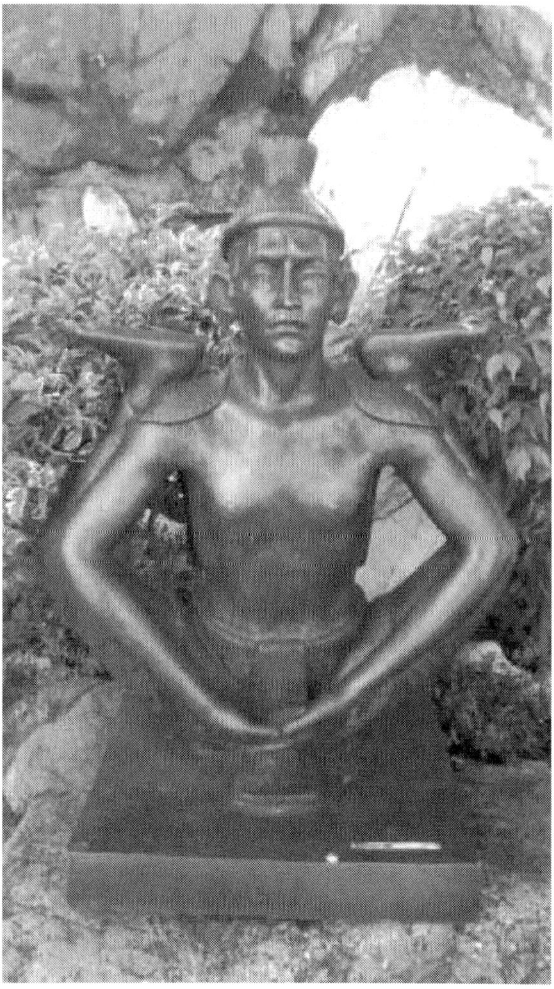

***

Von spirituellen Wegen, Techniken und Werkzeugen

Ein Spiritueller Lichtkrieger verwechselt nicht einzelne geistige Techniken, Werkzeuge oder Hinweisschilder mit seinem wahren Weg, so wie es viele Menschen heutzutage leider tun.
Dies hängt mit ihren falschen Identifikationen zusammen, wenn sie behaupten und sagen: „Ich bin Katholik, ich bin Moslem, ich bin Astrologe, ich bin Heiler, ich bin Lehrer" und so weiter.

Ein Spiritueller Lichtkrieger pflegt nicht solche Identifikationen, die ihn an eine einzige Rolle, Religion oder Betätigung binden.
Er weiß, dass es nur einen wirklichen geistigen Weg gibt, und das ist einzig und allein sein Leben, das über diesen Körper noch hinausgehen wird!

Alles andere auf seinem Weg sind deshalb bestenfalls Werkzeuge oder Stationen, die er zwar dankbar annimmt und nutzt, sich aber nicht dogmatisch nur auf wenige dieser Werkzeuge beschränkt! Sonst ist er wie ein Zahnarzt, der nur mit Hammer, Meißel und Zange arbeiten will, um sich nicht im Überangebot der Werkzeuge zu verlieren...

Der Spirituelle Lichtkrieger ist aber trotzdem dankbar für jede erlernte Technik, jede Lehre und jedes Werkzeug, die ihm das Leben ermöglicht, und denkt niemals arrogant, dass er dies nie mehr brauchen wird und deshalb wegwerfen kann.

Ein guter Handwerker pflegt seine Werkzeuge und übt gelegentlich auch altbekannte Techniken, weil er weiß, dass er sie höchstwahrscheinlich eines Tages wieder gebrauchen wird.
Genauso pflegt ein Spiritueller Lichtkrieger seine Techniken und Werkzeuge, weil er weiß, dass der Tag kommen wird, an dem er sie benötigen wird und sie vielleicht sogar überlebensnotwendig für ihn sein werden.

***

Von den Religionen

Ein Spiritueller Lichtkrieger achtet und ehrt die alten Religionen unserer Vorfahren und verurteilt sie nicht.
Auch wenn heutzutage viele Religionsvertreter weltweit in ihrer Religionsausübung schon teilweise regelrecht pervertiert sind und damit die Wahrheit ihrer eigenen Religionsstifter mit Füßen treten und deren spirituelle Wahrheiten ins Gegenteil verkehren, prangert er nicht ihre Schwächen an.
Stattdessen konzentriert er sich einzig und allein auf die dahinter liegenden ewigen Wahrheiten und Weisheiten, die von ihren Begründern ausgesprochen, gelebt und gelehrt wurden.

Vom Christentum lernt er, allen Menschen immer wieder zu verzeihen, egal was sie ihm angetan haben, und übt sich in Mitgefühl und bedingungsloser Liebe gegenüber allen Wesen.

Vom Hinduismus lernt er, den persönlichen und täglichen direkten Kontakt zum Göttlichen und all seinen Lichtwesen zu pflegen, und ehrt sie, beschenkt sie, singt für sie und vergewissert sich damit ihrer Unterstützung und ihres Wohlwollens.

Vom Buddhismus lernt er, sich selbst in seinem Innersten zu erforschen und Verantwortung für sein gesamtes Erleben zu übernehmen! Deshalb verlässt er sich nicht auf göttliche Lichtwesen, sondern arbeitet täglich hart daran, seinen Charakter zu veredeln, heilsame Tendenzen in sich zu fördern und unheilsame auszumerzen.

Vom Taoismus lernt er, die Einheit mit der Natur und all ihren Wesen anzustreben. Dadurch begreift und erkennt er die ständige Wandlung des Lebens in seinen Gesetzmäßigkeiten. Dass es Licht und Schatten, Gut und Böse und alle Gegensätze des Lebens braucht, um im Wechselspiel dieser beiden Pole das dahinter liegende unverrückbare EINE, das große Tao, zu erkennen, das namenlos ist und bleibt.

Vom Islam lernt er, voller Feuer und glühender Selbstaufopferungsbereitschaft sich selbst zu vergessen und stattdessen sich in göttliche Ekstase zu versetzen und seinen Geist einzig auf das Höchste auszurichten, das keine Formen und Namen mehr kennt.

Von den Indianern und Naturreligionen lernt er, dass alles in der Natur beseelt ist und alle Wesen seine Geschwister sind.
Deshalb ehrt und achtet er auch die kleinen Völker, wie z.B. Ameisen, und schützt notfalls jedes Lebewesen wie seine eigene Familie.
So spricht er ganz natürlich wie ein Kind mit den Bäumen, hört auf ihre Weisheit und lernt mit der Zeit, innerlich auch die Botschaften von Bergen, Seen, Flüssen und selbst Steinen zu empfangen! Sei es als innere Bilder, gesprochene Worte oder gefühlte Emotionen und er achtet und ehrt sie als seine Verwandten und Ratgeber!

***

Vom gemeinsamen Ziel aller spirituellen Wege

Der Spirituelle Lichtkrieger erkennt und weiß, dass all die verschiedenen Religionen wie die einzelnen Farbstrahlen des Regenbogens sind.
So versteht er, dass alle Flüsse, egal wie unterschiedlich sie auch sein mögen, irgendwann allesamt ins Meer fließen und genauso auch alle Religionen am Ende ihres Weges im großen Meer des unendlichen Geistes zusammenfließen, der dieses Universum durchweht.
Gemeinsam bilden sie wie die einzelnen Farbstrahlen die Regenbogenbrücke, die uns mit allen höheren Welten und lichten Wesen verbindet.
Doch fließen letztendlich alle Farbstrahlen zusammen und werden ein einziges Licht – das weiße Licht des reinen Geistes.

Dies ist das Ziel des wahren Spirituellen Lichtkriegers: Dem Göttlichen gleich zu werden und all die unterschiedlichen Facetten seines Seins in Harmonie zu bringen wie die verschiedenen Farben eines Regenbogens.

Und wenn alle Facetten des menschlichen Seins in ständigem Bemühen auf dieses einzige lohnenswerte Ziel ausgerichtet sind, dann werden sie auch zusammen fließen und eine einzige unbesiegbare und unzerstörbare Kraft bilden:
Die Kraft des reinen und geläuterten Geistes, der EINS geworden ist mit dem unendlichen Geist des Lebens und nicht mehr in der Illusion des Getrenntseins und Abgespaltenseins existiert!

Alle die einzelnen Visionen, die ein Spiritueller Lichtkrieger auf seinem Weg geschenkt bekommt, zeigen ihm jeweils wichtige Etappen und Zwischenziele, damit er seinen Weg nicht aus den Augen verliert und auch nicht vergisst, wohin seine Reise geht und worauf er seinen Geist immer wieder fokussieren muss, um sein Ziel auch tatsächlich zu erreichen.

Sie sind wichtige Wegweiser und Landmarken auf seinem Weg, die er als heilige Erinnerungen und Geschenke des Großen Geistes in seinem Herzen aufbewahren sollte, auch wenn es Jahrzehnte dauern kann, bis er sie letztendlich erreicht und verwirklicht.

Doch die letzte Etappe, das endgültige Ziel ist namenlos und bilderlos und kann nicht in Worten ausgedrückt werden.

***

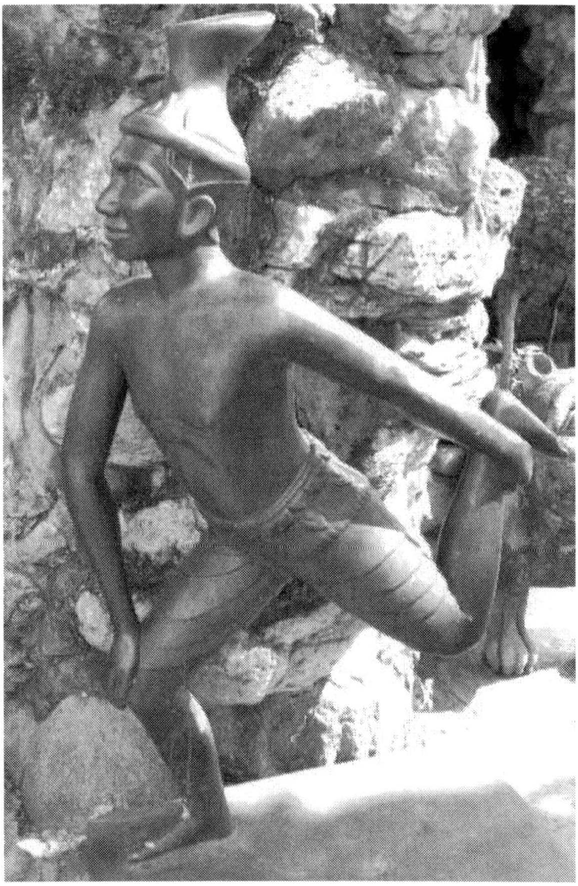

***

Vom Weg des Spirituellen Lichtkriegers

Warum wird dieser Weg der „Weg des Spirituellen Lichtkriegers“ genannt? Nun, weil er wie der Weg der japanischen Samurai, genauso wie der Weg der europäischen mittelalterlichen Ritter, darin besteht, die höchsten Tugenden und Charaktereigenschaften wie Ehrlichkeit, Treue, Wahrhaftigkeit, Ausdauer, Loyalität, Unverbrüchlichkeit, Schönheit, Sanftmut, Mitgefühl mit den Schwachen, Großzügigkeit und ein offenes Herz zu entwickeln und ständig an deren Verfeinerung zu arbeiten!

Dieser innere Kampf gegen die eigenen inneren Schwächen und Dämonen muss täglich vehement als innere Kampfkunst geübt werden.

Um diesen inneren Kampf aber überhaupt führen zu können, müssen die inneren Dämonen erst einmal erkannt, wahrgenommen und benannt werden.

Dazu braucht es ein hohes Maß an Achtsamkeit, Selbstwahrnehmung, Wahrhaftigkeit und Ehrlichkeit sich selbst gegenüber.

Erst wenn diese inneren Dämonen z.B. als Hochmut, Neid, Habgier, Unmäßigkeit, Triebhaftigkeit, Hass, Faulheit, Misstrauen, Sturheit, Unaufrichtigkeit, Undankbarkeit, Rachsucht, Ungerechtigkeit, Unehrlichkeit, Pessimismus, Ungläubigkeit, Hoffnungslosigkeit, Oberflächlichkeit, Stolz, Zerstörungswut, Überheblichkeit, Dominanzwillen usw. ehrlich und nüchtern benannt und erkannt werden, ohne sich dafür zu verurteilen, wird man in der Lage sein, sie los zu lassen und in eine gegenteilige Kraft zu transformieren.

Denn dies sind die wahren Feinde auf dem Weg eines Kampfkünstlers und Kriegers. Die äußeren Feinde im Leben zeigen ihm hingegen auf, wo er diesen inneren Kampf vermeidet und unterlässt, und bilden lediglich den Spiegel der Außenwelt, um ihn darauf aufmerksam zu machen.

Der wahre Spirituelle Lichtkrieger bekämpft deshalb vornehmlich seine Feinde im Inneren und sieht seine äußeren

Feinde als das, was sie in Wahrheit sind: Seine Lehrer und Kampfkunst-Meister, die ihn herausfordern, diesen Weg noch entschlossener zu gehen, und deshalb bedankt er sich sogar bei ihnen oder beim Leben selbst dafür, dass sie ihm geschickt wurden!

Der Spirituelle Lichtkrieger bekämpft hingegen mit aller Vehemenz und gebündelter Kraft seine Feinde im Äußeren nur dann, wenn es darum geht, das Leben selbst zu beschützen!

Er setzt sich deshalb mit all seinen Fähigkeiten bedingungslos vor allem für die Schwachen, die Kinder, die Frauen, die Alten, die Natur, die Tiere und für Mutter Erde ein! Wenn es sein muss, sogar unter dem Einsatz seines Lebens!

Oder wie die alten Shaolin-Mönche Chinas, um den geistigen Weg für die Nachwelt zu erhalten, wenn er von feindlichen dunklen Mächten bedroht wird, die ihn vernichten wollen.

Doch dabei achtet der Spirituelle Lichtkrieger darauf, dass er keinen Menschen oder andere Lebewesen verletzt oder tötet!

Dies steht ihm als Spirituellem Lichtkrieger der neuen Zeit nicht zu und damit würde er sich nur dauerhaft mit seinen Feinden karmisch verstricken und lange Zeit seine Seele an die ihre binden! Damit würde er für lange Zeit sein Ziel nicht mehr erreichen können und die dunklen Kräfte hätten über ihn gesiegt!

Die Krieger der alten Zeit benutzten für ihren Kampf die unterschiedlichsten Waffen und brachten es in ihrer Kampfkunst oft zu unglaublicher Meisterschaft. Die größten Meister konnten deshalb sogar aus jedem alltäglichen Gegenstand in Sekunden eine tödliche Waffe machen, um ihre Feinde zu besiegen!

Der Spirituelle Lichtkrieger nutzt hingegen all seine inneren Fähigkeiten als wirksame Waffen und ist sich ihrer dabei vollkommen bewusst und kann sie jederzeit abrufen und einsetzen!

Zu seinen inneren Waffen gehören vor allem Geduld, Beharrlichkeit, Klarheit, Überblick, Bewusstheit, Genügsamkeit, Ausdauer, Wortgewandtheit, Intuition, psychologisches Einschätzungsvermögen, geistige und emotionale Selbstkontrolle,

Verständnis für andere, zuhören können, Durchsetzungsvermögen und vieles mehr.

Doch seine zwei stärksten Waffen, die er entwickelt hat, sind seine Liebe und das göttliche Licht! Diese sind, wenn sie zur Meisterschaft gebracht werden, seine wichtigsten und stärksten Waffen, über die selbst die dunkelsten Kräfte und Wesenheiten keine Macht haben und gegen die sie nichts ausrichten können.

Diese beiden inneren Waffen machen ihn nicht nur unbesiegbar, sondern schaffen es sogar im Ernstfall, verrückt gewordene und aggressive Tiere oder Menschen, die ihn umbringen wollen, zu besänftigen und zu beruhigen und deren innere Dämonen auszutreiben, sodass sie am Ende vielleicht sogar zu seinen Freunden werden wollen!

Damit ihm dies eines Tages gelingt, arbeitet der Spirituelle Lichtkrieger ständig daran, den Raum aus Liebe, Licht und heilsamen Energien um sich herum immer mehr zu erweitern und auszudehnen. Wenn ihm dies vollkommen gelingt, wird er nie wieder gegen einen äußeren Feind kämpfen müssen!

Der Spirituelle Lichtkrieger lädt einfach nur jedes Wesen, egal ob Freund oder Feind, dazu ein, mit ihm seinen energetischen Raum aus innerem Licht und Liebe zu teilen bzw. mit in ihn einzutreten, den er bewusst ausstrahlt und aufrecht hält.

Dabei bildet sein Nabel-Chakra (Hara) das Zentrum des ihn umgebenden Energieraumes, sein Herz-Chakra das Zentrum des Raumes aus Liebe und sein Stirn-Chakra das Zentrum seines geistigen Raumes als Bewusstseins- und Lichtenergie, das erfüllt ist von allumfassender geistiger Klarheit und dem letztendlichen Wissen um die Einheit aller Wesen!

Dies war das Geheimnis des historischen Gautama Buddha, als er sagte: „Die Welt kämpft gegen mich. Aber ich kämpfe nicht gegen die Welt!"

***

Von der Wichtigkeit innerer und äußerer Reinigung

Wer sich auf den Weg des Spirituellen Lichtkriegers begibt, muss sich erst einmal über einen langen Zeitraum geistig wie körperlich von den inneren Schlacken und Giften reinigen, die sich in ihm angesammelt haben.

Viele Menschen, die sich als spirituelle Praktizierende sehen, überbetonen dabei aber heutzutage die körperliche Reinigung und vergessen, sich von ihren geistigen und emotionalen Verunreinigungen zu befreien.

So ist es heutzutage modern, zu fasten und sich vegetarisch oder vegan zu ernähren. Gleichzeitig wachsen aber auch das Ego und die Selbstverliebtheit dieser Menschen mit und sie merken nicht, wie sie sich zwar auf der körperlichen Ebene reinigen, gleichzeitig aber auf der geistigen Ebene ganze „Müllberge" von Arroganz, falschem Stolz, Selbstverliebtheit und Überheblichkeit anhäufen, weil sie nun glauben, etwas Besseres zu sein als all die anderen.

Ein wahrhaft erwachter Meister aber erkennt irgendwann, dass sogar jegliche Art von Identifikation oder Selbstbild, das man über sich hat, eine vergängliche Illusion ist und nichts weiter als eine über die Jahre im eigenen Geist angewachsene „Müllhalde", die früher oder später anfangen wird zu faulen, zu stinken und zu verrotten.

Deshalb wirft der wahre Spirituelle Lichtkrieger jegliche Art von Selbstverliebtheit und Selbstidentifikation schon frühzeitig aus seinem Geist und entfernt sie aus seinem Bewusstsein, sobald er sie wahrnimmt. Dies bedeutet innere geistige Reinigung.

Genauso verfährt er auch mit allen inneren Eigenschaften und Charakterqualitäten, die er bei ehrlicher Hinterfragung und Selbstanalyse als unheilsam in sich erkannt hat.
Er verbrennt sie im Feuer der inneren Demut, reißt sie aus seinem Geist heraus wie Unkraut aus einem Gemüsegarten und

wirft sie auf den Komposthaufen der Vergänglichkeit.
Wer sich auf diese Weise innerlich reinigt, der verspürt immer mehr eine zunehmende geistige Klarheit und Frieden.

Damit fließen ihm immer mehr Energien und Kräfte zu, die zuvor gebunden waren und durch die inneren Anhaftungen regelmäßig aufgezehrt wurden. Denn es verbraucht eine Menge von Lebensenergie, ständig seine falschen Identifikationen mit aller Anstrengung aufrecht zu erhalten und gegen den Rest der Welt verteidigen oder behaupten zu müssen.

Der Spirituelle Lichtkrieger, der die Befreiung dieser Kräfte auch nur ein Mal ansatzweise erfahren hat, wird eines Tages ohne zu zögern und voller Freude für immer seine sämtlichen Identifikationen aufgeben und seine Vergangenheit bereitwillig wie in einem großen inneren Feuer auslöschen.
Anschließend genießt er es, endlich NICHTS mehr sein zu müssen. Denn wer NICHTS mehr ist und darstellt in der Welt, der wird auch nicht mehr bekämpft und nicht mehr beneidet.

Stattdessen kann er in sich vollkommenen Frieden finden und wird verblüfft feststellen, dass er nun zu ALLEM geworden ist.
Doch ist er nicht mehr in der Welt. Aber die ganze Welt ist jetzt in ihm und er umfängt sie vollständig mit seinem Geist!

Erst wenn er sich derart innerlich gereinigt hat, lassen unheilsame Eigenschaften wie Trägheit, Faulheit und Bequemlichkeit nach und lösen sich wie von alleine auf.

Die innere wie auch äußere Reinigung eines Spirituellen Lichtkriegers muss deshalb auf allen Ebenen geschehen und wirklich umfassend sein!
Nur so wird sie wahrhaft und dauerhaft sein ganzes Wesen durchdringen und reinigen sowie seinen Körper ewig jugendlich, frisch, ausdauernd, belastbar und empfindsam erhalten.

Sich von allen unheilsamen Einflüssen und Schlacken zu befreien, heißt für einen Spirituellen Lichtkrieger auch, sich von unheilsamen Freunden und Verwandten zu trennen, die erkennbar negative Einflüsse auf ihn ausüben und ihn ständig in Ängste

und Zweifel herunter ziehen oder zu unheilsamen Taten verleiten wollen.
Er achtet daher darauf, ob solche Menschen ein Vorbild für ihn sind und dem Ideal des Spirituellen Lichtkriegers entsprechen oder ob sie einfach nur zu den zahllosen Scharen von „menschlichen Wanderheuschrecken" gehören, die gnadenlos und egoistisch über andere und die ganze Welt herfallen, sie ausplündern und im Gegenzug nichts von sich geben, teilen oder der Welt hinterlassen wollen.
Von solchen Menschen trennt man sich besser, denn sie sind wie ein starkes Gift, das schon bei geringer Dosierung Übelkeit, Bauchkrämpfe und Kopfschmerzen bereiten kann.

Stattdessen sucht der Spirituelle Lichtkrieger die Gesellschaft von Menschen, die dieselben Ideale wie er selbst vertreten, aber undogmatisch und tolerant gegenüber anderen sind.
Und zwar am besten solche, die auf dem spirituellen Weg schon vorangeschritten und ein leuchtendes Beispiel für andere sind.

Dabei lässt er sich aber nicht von falschen Heiligen blenden! Ihre Worte mögen noch

so süß sein und ihm schmeicheln. An ihren Taten und Handlungen wird er ihre wahren Absichten erkennen! Solche Menschen versuchen seine persönliche Freiheit zu beschneiden und ihn zu manipulieren.
Auch strahlen sie keine natürliche Güte und Liebe, Demut und Akzeptanz aus und so fühlt sich sein Herz nicht wirklich zu ihnen hingezogen, selbst wenn sie auf den ersten Blick faszinierend oder beeindruckend wirken.

Hingegen nach einer Begegnung mit wahren Lichtkriegern, die sich vollständig von ihren inneren Schlacken und Anhaftungen gereinigt und befreit haben, wird er sich erholt fühlen und voller Liebe sein. Noch für eine ganze Weile wird er danach in sich Licht und eine stille Ekstase spüren, weil ihn die Quelle des Lebens durch sie gespeist hat und seine Seele alleine durch ihre Anwesenheit erhoben wurde!

Jedoch wenn ein spiritueller Meister ihn kritisiert und ihm seine Fehler und Schwächen aufzeigt, wird der Spirituelle Lichtkrieger trotzdem zu einem späteren Zeitpunkt spüren, dass dieser Meister sein wahrer Freund ist und es ihm einzig darum ging, ihn mit seiner konstruktiven Kritik in seiner Entwicklung zu unterstützen und ihm zu helfen, sich von unheilsamen Tendenzen und unterbewussten Mustern zu reinigen.

Merke dir deshalb immer: Wer dir schmeichelt, ist oftmals dein Feind und wer dich kritisiert, ist hingegen in vielen Fällen dein Freund!

Ein Spiritueller Lichtkrieger lernt deshalb, jedes Mal zu spüren und zu unterscheiden, ob ihn eine Kritik einfach nur klein machen will oder ihm hilft, über sich hinaus zu wachsen.

***

Vom
Essen und der richtigen Nahrung

Ein Spiritueller Lichtkrieger ernährt sich nicht dogmatisch oder nach gerade in Mode gekommenen Ernährungsweisen.
Stattdessen spürt er tief in seinen Körper hinein, was dieser gerade tatsächlich braucht, um ihm als Fahrzeug optimal auf seinem Weg zu dienen und vorwärts zu bringen!

In den letzten Jahren ist nicht nur Vegetarismus, sondern insbesondere eine vegane Ernährungsweise populär geworden und nicht wenige Menschen glauben von sich, dass sie mit einer solchen Ernährung bereits spirituell oder besser als andere Menschen seien.
Doch jede Form von Ernährungsdogmatismus ist letztendlich auf Dauer schädlich, unnatürlich und behindert das spirituelle Wachstum.
Ein Spiritueller Lichtkrieger hält sich deshalb frei von solchen selbst auferlegten

Ernährungszwängen, sondern fragt täglich seinen Körper, was er konkret braucht und ihm gerade gut tut.

Dazu kann es manchmal auch notwendig sein, ein Stück Fleisch zu essen, um geerdet zu sein und körperlichen Belastungen besser standzuhalten.
Oder auch, um bei geistigen Höhenflügen, intensiven spirituellen Erlebnissen und starker einseitiger geistiger Betätigung geerdet zu bleiben und die Bodenhaftung nicht zu verlieren.

Ein Spiritueller Lichtkrieger prahlt deshalb nicht damit, Vegetarier oder Veganer zu sein. Er weiß, dass auch eine Möhre oder ein Apfel Schmerzen empfindet, wenn man in sie hinein beißt und dass dies mit der heutigen Technik sogar messbar nachgewiesen werden konnte.

Umgekehrt ist ihm darüber hinaus auch bewusst, dass viele Tierseelen von sich aus beschlossen haben, uns als Nahrung zu dienen, um damit ihr Karma abzutragen und zu verbessern.
Ein Spiritueller Lichtkrieger respektiert gleichermaßen sämtliche Wesen, egal ob Tiere oder Pflanzen, und vermeidet es, so

weit es geht, ihnen zu schaden oder sie zu töten.
So tötet er nicht unnötigerweise ein Tier, nur weil es ihn stört, ihm bedrohlich oder eklig erscheint, aber er bricht auch keinen Ast ab, nur um an die Früchte eines Baumes zu gelangen!

Er nimmt stattdessen dankbar alles Essen an, das man ihm anbietet oder das Leben ihm schenkt, segnet es, schickt einige Augenblicke Heilung in das Essen, um Giftstoffe zu neutralisieren, und bedankt sich mit Respekt bei dem Tier oder der Pflanze, dass es seine Form gelassen hat, um ihm auf seinem Entwicklungsweg zu dienen.
Abschließend bittet er das allumfassende Bewusstsein des Universums um eine heilsame und glückliche Wiedergeburt für dieses Wesen.

Natürlich versucht ein Spiritueller Licht-krieger immer, möglichst hochwertige Nahrung zu sich zu nehmen, um seinen „Tempel" möglichst rein zu halten.

Bei Appetit auf Süßes nimmt er Obst zu sich, bei Appetit auf Pflanzen möglichst frische und naturbelassenes Gemüse und

Salat und bei Verlangen nach Fleisch nur Fleisch von Tieren, die ein freies und würdiges Leben führen durften und nicht in Massentierhaltungen ein qualvolles Dasein fristen mussten.

Ein Spiritueller Lichtkrieger gibt sich keinen falschen Sentimentalitäten hin! Er ist sich nämlich bewusst, dass alle Lebensformen nur Staub im Wind und vergängliches Formenspiel der Schöpfung sind.

Denn am Ende wird jede Lebensform „aufgefressen"! Ob von Würmern, Tieren, Flammen oder Menschen!

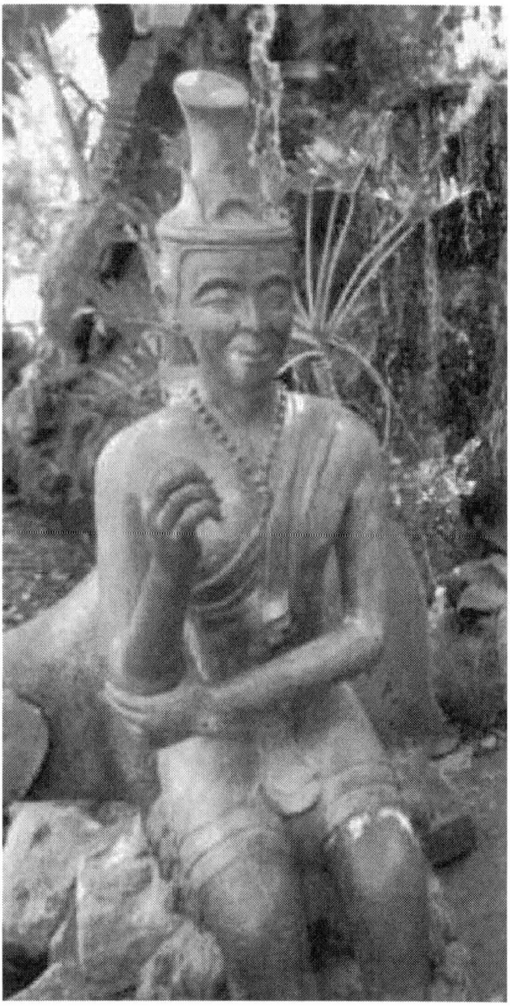

***

Von den Tugenden eines Spirituellen Lichtkriegers

Die Grundtugenden eines Spirituellen Lichtkriegers, die es zu entwickeln gilt, sind Wahrhaftigkeit, Ehrlichkeit, Treue, Genügsamkeit und Selbstdisziplin!

Wahrhaftigkeit bedeutet, nichts zu beschönigen oder herabzusetzen und jeden Moment vollkommen zu akzeptieren, wie er sich gerade zeigt.

Ehrlichkeit bedeutet, immer der Wahrheit den Vorzug zu geben und ehrlich seine Schwächen und Fehler einzugestehen, auch wenn es einem schwer fällt.

Wenn man seine inneren Werte, seine Moral und Ethik ständig sich wechselnden Situationen anpasst und verändert, dann ist dies keine Moral und Ethik mehr. Man wird nicht mehr stolz auf seine Ehrlichkeit sein können, weil man seine Fahne jeweils in die wechselnden Winde des Schicksals hält.

Treue bedeutet für einen Spirituellen Lichtkrieger in erster Linie, sich selbst, seinen Idealen und seinem Weg treu zu sein!

Treue hat auch mit Beständigkeit zu tun. Die modernen „Esoteriker“ und spirituell Suchenden folgen heute diesem Weg, morgen jenem, üben jede Technik nur halbherzig und nicht beständig aus und hüpfen wie ein Floh von einem Hund zum anderen. Dabei bilden sie sich ein, dass sie all das Gehörte bereits erlernt, verinnerlicht und gemeistert haben, auch wenn sie es erst drei Mal geübt haben sollten.
Auf diese Weise bleibt alles Bestreben und Üben oberflächlich und seicht und entbehrt jeglicher Ernsthaftigkeit und wahren Bemühens!

Treue bedeutet für einen Spirituellen Lichtkrieger vor allem, seiner Übung, seiner Technik und seinem Meister und Lehrer treu zu bleiben, diese zu achten und in Ehren zu halten, wenn sie sich für ihn als heilsam und förderlich erwiesen haben. Selbst wenn er sie irgendwann gemeistert oder sogar im Können überholt haben sollte, bleibt er ihnen aus Dankbarkeit treu. So wie seinen Eltern, auch wenn er sie nicht mehr brauchen sollte. Es ist die Liebe zu ihnen, die ihn treu bleiben lässt.

Er entwickelt deshalb auch genügend Liebe und Achtung für seinen eigenen Weg, seine Übung und seine Lehrer und bleibt ihnen treu, auch wenn er sich nicht mehr jeden Tag mit ihnen beschäftigen sollte. Aber er kehrt immer wieder einmal in Liebe zu ihnen zurück wie zu seinen Eltern. Denn es sind die geistigen Eltern seines Weges als Spiritueller Lichtkrieger.

Wer aber ständig von einer Religion, einer Richtung, einer Technik oder einem Lehrer zu einem anderen hüpft, gleicht einem Menschen, der an einem üppigen Vorspeisen-Büffet stundenlang von allem etwas nascht. Er wird danach nur Bauchschmerzen haben und es nicht bis zur Hauptmahlzeit schaffen, die ihn wirklich sättigen kann. Geschweige denn die Süße des Desserts kosten, die am Ende seines Weges auf ihn als krönender Abschluss wartet!

Genügsamkeit bedeutet, sich immer mit allem zufrieden zu geben und anspruchslos zu sein. Dann wirst du immer nur das sehen, was dir das Leben ständig schenkt, und nicht das, was es dir vermeintlich vorenthält.

Ein Spiritueller Lichtkrieger beobachtet darum die Menschen genau. Man wird nie einen Superreichen sehen, der tatsächlich vollkommen glücklich und zufrieden mit seinem Leben ist. Die glücklichsten Menschen und das schönste und herzlichste Lachen wird man immer nur in den Gesichtern der Ärmsten dieser Welt und der hart arbeitenden und genügsamen Landbevölkerung finden.

Die wichtigste Tugend eines Spirituellen Lichtkriegers ist die Selbstdisziplin. Sie ist die wichtigste aller Grunddisziplinen und das Gegenteil vom Lustprinzip, nach dem die heutige Jugend oft lebt.
Denn ohne Selbstdisziplin gibt es keine Kontinuität und Beharrlichkeit auf dem Weg des Spirituellen Lichtkriegers. Und ohne diese wird man nie sein Ziel erreichen und die Früchte ernten können von dem, was man in seiner Seele ausgesät, gepflanzt und großgezogen hast.
Viele Menschen sind auf ihrem Weg zu ungeduldig und wollen die Früchte schon ernten, wenn sie noch nicht reif sind. Darum sind sie enttäuscht und verwundert,

wenn diese Früchte nicht schmecken und sauer oder bitter sind!

Um Selbstdisziplin zu entwickeln, muss man täglich seine Faulheit und Trägheit überwinden. Dies gelingt einem nur, wenn man nicht nach seiner Lust entscheidet, sondern sich jedes Mal vorher klar vor Augen hält, was das endgültige Ziel ist!

Sonst ist man nur ein Spielball seiner inneren Genussimpulse und ein Blatt im Wind, das in stürmischen Zeiten hinweg geweht wird!
Ein Spiritueller Lichtkrieger wird stattdessen wie ein Baum, der beharrlich Jahr für Jahr wächst und neue Lebensringe bildet!

***

Vom Umgang mit dem Leben und den Menschen

Ein Spiritueller Lichtkrieger richtet seine Hoffnungen nicht auf die Menschen, denn diese werden ihn immer wieder enttäuschen und fallen lassen.

Ein Spiritueller Lichtkrieger wendet sich deshalb an seine wahren Verbündeten, nämlich an die himmlischen Wesen und seine Freunde in der Natur: die Bäume, die Blumen, die Tiere, die Steine und Felsen sowie alle feinstofflichen Naturwesen.
Diese werden ihn niemals enttäuschen, wenn sein Herz rein ist, und falls sein Mitgefühl allumfassend ist, werden sie sogar mit ihm sprechen und ihm ihre Hilfe zukommen lassen.

Früher lehrten uns unsere Eltern, dass man allen Menschen und all ihren Worten grundsätzlich Glauben schenken sollte. Doch diese Zeiten sind vorbei und es kann einen sogar das Leben kosten, wenn man seinen Glauben, Vertrauen und sein Leben von anderen Menschen abhängig macht.

Denn die Welt ist inzwischen voller Verrückter, verlorener und umher irrender Seelen, die nicht wissen, wer sie sind und wohin ihre Reise geht. Auch finden sich immer mehr berechnende Menschen, die andere nur dazu benutzen wollen, ihre eigenen Vorstellungen und egoistischen Vorhaben voran zu treiben.

Daher verlässt sich ein Spiritueller Licht-krieger auf niemanden und vertraut keinem Menschen, ohne ihn eingehend beobachtet und geprüft zu haben. Denn die Welt besteht nicht aus Erleuchteten und Heiligen!

Hingegen schenkt er sein Vertrauen und Glauben immer der väterlichen und mütterlichen göttlichen Quelle und deren himmlischen Kräften, die seine wahren Verbündeten sind!
Doch verliert er sich dabei nicht, indem er sich auf sie verlässt und meint, dass diese nun seine Arbeit für ihn machen oder seine Aufgaben bewältigen würden.
Letztendlich muss man sich auf seine eigenen Stärken und Fähigkeiten verlassen

können und Urvertrauen in seinen eigenen göttlichen Wesenskern entwickeln und immer wieder daraus schöpfen!

Ein Spiritueller Lichtkrieger arbeitet deshalb jeden Tag hart und intensiv daran, seine inneren wie auch äußeren Fähigkeiten zu perfektionieren, auch wenn er weiß, dass er Perfektion nie erreichen wird.
Wenn er aber sein Bestes gegeben hat, wird er gut schlafen können und der Himmel wird wohlwollend auf ihn herab schauen.

Der wahre Lichtkrieger ist sich immer seiner Unvollkommenheit bewusst und bleibt deshalb auch immer demütig und mitfühlend, wenn er die Schwächen anderer Menschen erkennt.
Er kann sie nämlich bei anderen nur erkennen, wenn er sie von sich selbst kennt, unabhängig davon, ob sie noch bei ihm selbst vorhanden sind oder nicht.

Diese Wahrnehmung bei anderen nutzt er deshalb jedes Mal, um sich dabei zu überprüfen, ob er sich seiner Schwächen wirklich schon voll und ganz entledigt hat.

Hochmut und falscher Stolz können sich als die größten Stolpersteine und Hindernisse auf dem eigenen Weg erweisen, die nur schwer wegzuräumen sind!
Ein wahrer Lichtkrieger lässt sie deshalb erst gar nicht entstehen und entfernt sie von seinem eigenen inneren Weg, wann immer er sie wahrnimmt, bevor sie weiter anwachsen können, sich als Berge vor ihm auftürmen und dann ein unüberwindliches Hindernis darstellen!

Er bleibt in jeder Situation innerlich gelassen und bewertet sie nicht als gut oder schlecht, wie es herkömmliche Menschen tun.
Denn sonst wäre er nur wie ein Futter suchender Affe, der dem Angenehmen hinterher rennt und dem Unangenehmen ausweicht!

Oft machen die guten Situationen uns träge, faul, überheblich und unbewusst und lassen unseren Körper und Charakter unmerklich verkommen. Während die schlechten Situationen zwar anfangs schmerzen, uns dann aber anspornen, uns noch entschlossener und geradliniger auf unseren Weg zu konzentrieren. So erweisen

sie sich des Öfteren als wahres Katapult für unsere innere Entwicklung.
Deshalb bleibt der Spirituelle Lichtkrieger immer gelassen, humorvoll und entspannt bei allem, was ihm widerfährt, ohne Situationen als gut oder schlecht zu bewerten. Denn er weiß um dieses Geheimnis, weil er es immer wieder erfahren und daraus gelernt hat.

Menschen hingegen, die immer nur so vorgehen, dass sie allem Angenehmen hinterher laufen und es sich ständig nur gut gehen lassen wollen, sind sehr schwach und unbeständig in all ihrem Handeln!

Ein Spiritueller Lichtkrieger ist mit sich selbst am kritischsten und sucht bei sich selbst am intensivsten nach Fehlern und Schwächen.

Um seine Fehler anzuschauen, seine Schwächen erkennen zu wollen und sie sich auch einzugestehen, braucht es zum einen enorme Achtsamkeit und die Fähigkeit, sich selbst zu beobachten und zu analysieren. Zum anderen braucht es aber auch sehr viel Selbstliebe, um nicht in Minderwertigkeitsgefühlen und verurteilenden Gedanken über sich stecken zu bleiben.

Der wahre Spirituelle Lichtkrieger entwickelt deshalb in jedem Moment beides.

Er sucht wie ein Goldgräber nach seinen tief verborgenen Schwächen, wie z.B. subtilen Formen von Gier, Ablehnung und Trotz, Ärger und Wut, Selbstverurteilung und Oberflächlichkeit, Trauer und Selbstmitleid, und macht sie zu seinen Stärken!
Er anerkennt und lobt sich dafür und ist stolz auf seine Selbst-Ehrlichkeit, ohne deswegen überheblich zu werden.

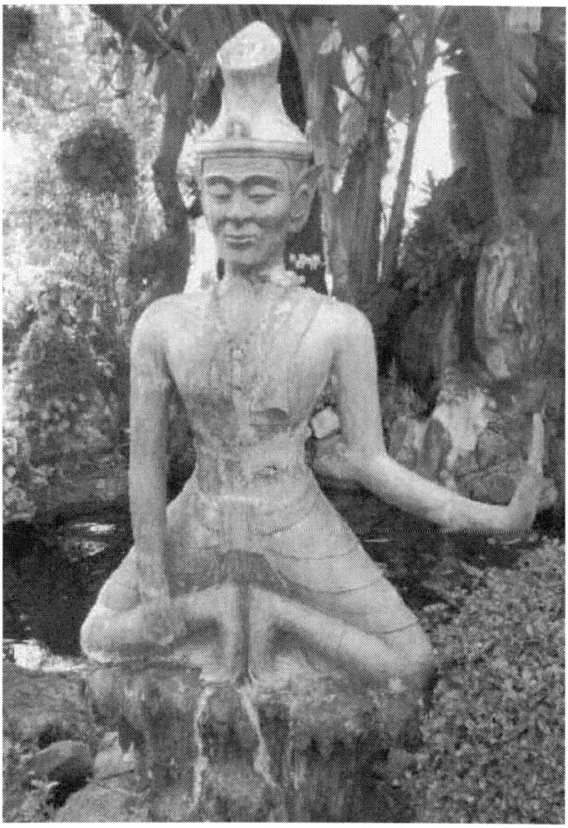

***

Von der Veredelung der Schwächen in eigene Stärken

Ein Spiritueller Lichtkrieger arbeitet immer an der Veredlung seiner Schwächen und macht auf diese Weise wie ein Gärtner aus einem dornigen Gestrüpp eine wunderschöne Blumenwiese und Garten.

Er veredelt Selbstverliebtheit zu Selbstliebe, falschen Stolz in das Wissen um die eigene Kraft.

Aus seiner Gier macht er den Hunger nach Wahrheit und Vervollkommnung.

Selbstmitleid verwandelt er in allumfassendes Mitgefühl mit allen Wesen!

Aus Selbstverurteilung formt er einen klar erkennenden und alles durchdringenden Verstand.

Wut und Ärger schmiedet er um zu Entschlossenheit und Beharrlichkeit, seinen Weg immer weiter zu gehen.

Ablehnung und Trotz veredelt er in ein tiefes Verständnis für alle Wesen, um jegliche Situationen annehmen zu können, egal wie sie sich ihm darstellen und ob sie angenehm oder unangenehm sind.

Überheblichkeit veredelt er zu Demut und Hingabe, in dem Wissen, dass ein vollkommen erwachter Geist nur eines weiß: Nämlich, dass er in Wirklichkeit gar nichts weiß.

Ein Spiritueller Lichtkrieger hört deshalb auf, ständig Dinge und Personen zu beurteilen, wie es andere Menschen gewöhnlich praktizieren.
Stattdessen nimmt er sich in jeder Situation als reinen Beobachter wahr, der nur daneben steht, von außen zusieht und dabei versucht, seine Aufmerksamkeit und Bewusstheit in jedem Moment auszudehnen und umfassender werden zu lassen.

In diesem Bemühen wird er nie die absolute Perfektion erreichen, denn der Geist ist ebenso wie das Universum unendlich! Aber am Ende seines Lebens wird er zurück schauen und erkennen, dass sein Leben trotz allem perfekt war.

Er erkennt, dass Demut zu den kraftvollsten Tugenden und stärksten inneren Waffen gehört, die ein Spiritueller Lichtkrieger entwickeln sollte!
Doch ist heutzutage dieser Begriff und diese Eigenschaft so unpopulär wie noch nie, wo jeder nur darauf bedacht ist, ständig seinen Willen gegen andere durchsetzen zu wollen.

Der Spirituelle Lichtkrieger versteht aber, dass Demut kein kriecherisches Buckeln vor anderen Menschen oder Autoritäten ist, genauso wenig wie ein ängstliches Wegschleichen aus unangenehmen Situationen oder ein Wegschauen, wenn man irgendwo eine Ungerechtigkeit sieht.

Sondern er spürt ganz im Gegenteil, dass Demut ein Akt vollkommener Hingabe an die Bedürfnisse der eigenen Seele und den Fluss des Lebens ist. Dass es, um demütig zu sein, sehr viel Mut und Opferbereitschaft braucht sowie immer wieder erneutes Handeln und sich überholten und unheilsamen gesellschaftlichen Normen und Konventionen zu widersetzen.

Wahre Demut bedeutet, gegen den Strom der Massen und gegen den Mainstream der

Gesellschaft zu schwimmen, wenn man zu seiner wahren inneren Quelle gelangen will. Dazu braucht es die Kraft und Beharrlichkeit eines wahren Spirituellen Lichtkriegers.

Der nächstgrößere Schritt auf dem Weg der eigenen spirituellen Entwicklung besteht darin, immer mehr das Wollen des eigenen Egos, seiner Wünsche und Begierden aufzugeben!
Dadurch entsteht Platz im Leben für das Wirken einer größeren Macht des Himmels, des Göttlichen wie auch für den Ruf von Mutter Erde! Doch erst, wenn man lernt, sein Wollen einer höheren göttlichen Präsenz in sich hinzugeben, wird man fähig sein, seiner wahren Bestimmung zu folgen und sich der höchsten Vision seiner Seele zu öffnen.

Nur so kann man eines Tages vollkommene Erfüllung finden und sein Leben zurückblickend als wahrhaft lebenswert erkennen. Die meisten Menschen aber sind Narren, die glauben, glücklich zu werden oder wahre Erfüllung zu finden, wenn sie einfach nur ständig dem Kaleidoskop ihrer wechselnden Wunschvorstellungen, Begierden und äußeren Reize folgen.

Diese werden aber noch oft im Leben straucheln müssen, bis sie erkennen, wie irrwitzig und überheblich diese Lebensweise und ihr Streben waren.

Der wahre Lichtkrieger erkennt aber zunehmend, dass all sein Leiden und seine Schwierigkeiten im Leben letztendlich von ihm selbst verursacht wurden und arbeitet deshalb eisern und permanent daran, seine Schwächen in Stärken und seine Unzulänglichkeiten in Tugenden zu verwandeln.

***

Von der inneren Einheit

Auf dem Weg des Spirituellen Lichtkriegers fließen ihm immer mehr Energien zu und er spürt, dass er nun zu allen Taten fähig ist, alle Herausforderungen meistern und auch die schwersten Arbeiten fast mühelos bewerkstelligen kann!
Denn es ist nicht mehr er selbst, der dies vollbringt, sondern der Geist und das Licht des allumfassenden Seins, das sich nun grenzenlos durch ihn ausdrücken kann und in der Welt wie ein Regenbogen aufleuchtet und alle Wesen in ihren Herzen berührt!
Bei einem solchen Spirituellen Lichtkrieger sind seine Worte und Taten EINS geworden!

Doch die meisten Menschen handeln gegen ihre innersten Gefühle und unterdrücken sie mit ihrem Denken, hören nicht mehr auf ihre Intuition oder natürlichen Bedürfnisse und vergewaltigen ständig ihren Körper, um den Ansprüchen ihres tyrannischen Egos und seiner primitiven Ziele Folge zu leisten.

Deshalb sind ihre Träume und Visionen nicht eins mit ihrem Bewusstsein, ihr Bewusstsein nicht eins mit ihrem Denken, ihr Denken nicht eins mit ihrer Planung, ihre Planung nicht eins mit ihren innersten Wünschen!

Ihre innersten Wünsche sind nicht eins mit ihren Gefühlen und ihre Gefühle nicht eins mit ihren Handlungen!
Das, was ihre Person ausmacht, ist wie ein fragiles Kartenhaus, das beim leisesten Windhauch oder kleinsten Schicksalsschlag sofort in sich zusammen fällt.

Nicht so beim wahren Spirituellen Lichtkrieger:
Seine Worte sind eins mit seinen Taten und Gedanken!
Seine Emotionen sind eins mit seinem Atem und seinem Bewusstsein.
Seine Träume sind eins mit dem großen Traum des Universums und seine Gedanken haben sich zu einem großen Gedanken reduziert und zu einer einzigen Absicht verdichtet, die ständig sein ganzes Wesen durchdringt:
Nämlich allen Wesen in Mitgefühl und Liebe zu dienen und ihnen dabei mit seinem ganzen Sein und aus vollstem Herzen zu helfen, sich aus ihrem Leid zu befreien!

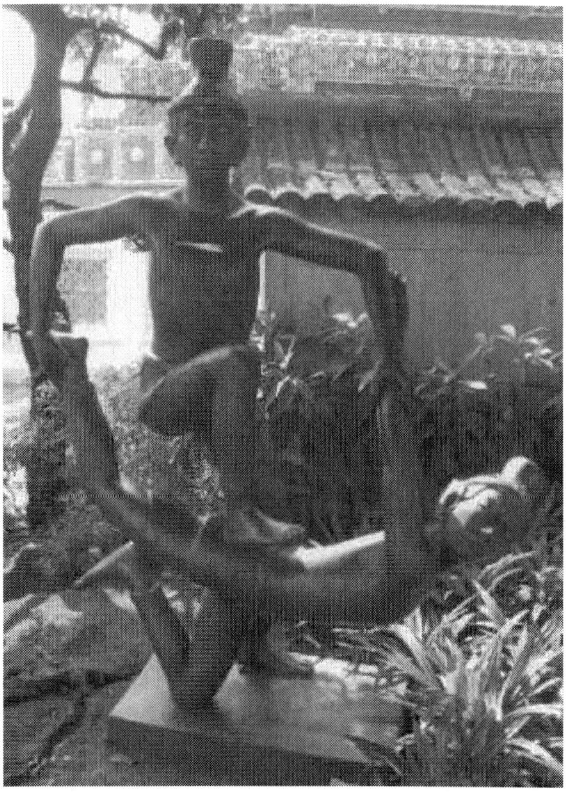

***

Vom wahren Vertrauen

Zu wahrer Demut gehört unbedingtes und absolutes Vertrauen:

Vertrauen in das Leben.

Vertrauen auf die eigene Intuition und sein Bauchgefühl.

Vertrauen in die göttliche Führung.

Vertrauen, dass heilsame Handlungen auch heilsame Ergebnisse erzielen werden.

Vertrauen, dass das Leben nie enden wird und über den Tod hinausgeht.

Vertrauen, dass man alle geliebten und von einem gegangenen Menschen und Tiere eines Tages wieder treffen wird.

Vertrauen, dass nichts im Universum verloren geht.

Vertrauen, dass einem immer im richtigen Moment von irgendwoher Hilfe zuteil wird.

Vertrauen, dass die Göttliche Mutter des Universums einen behütet und ihren Schutz über einen ausbreitet.

Aber vor allem Vertrauen darauf, dass man alle Herausforderungen und Prüfungen des Lebens meistern und am Ende sein Ziel erreichen wird. Egal, wie oft man scheitern wird, und egal, wie oft man neu anfangen muss!

Doch kein Heiliger und kein Erleuchteter hatte vom Anfang seines Lebens an dieses Vertrauen. Sie alle strauchelten immer wieder und versagten bei den Prüfungen, die ihnen das Leben auferlegte.

Aber jedes Mal, wenn das Leben sie mit dem Gesicht voran in den Schlamm stieß, weil sie zu überheblich wurden oder die Lichtspur ihrer Seele aus den Augen verloren hatten, wurden sie ein Stück weit demütiger und gaben sich der göttlichen Führung noch mehr hin und beschlossen, ihr mehr und mehr zu vertrauen.
Weil sie nämlich erlebten, dass dieselbe Hand, die sie in den Dreck gestoßen hatte, sie danach wieder herauszog und zu ihrem inneren Licht führte.

Doch Vertrauen ist nicht einfach plötzlich so da und stellt sich auch nicht unvermittelt ein wie ein spontaner Besucher, mit dem man nicht gerechnet hat.
Nein! Ein Spiritueller Lichtkrieger weiß, dass Vertrauen langsam wachsen muss und dass es dazu täglich neu beschlossen und erweitert werden muss mit der Kraft seines Geistes, seines Denkens und seines Herzens.

Ich habe tausende Menschen getroffen, die sich von allen Arten so genannter „unheilbarer Krankheiten" selbst heilen konnten, und habe mich selbst schon mehrmals in diesem Leben von solchen angeblich unheilbaren Krankheiten geheilt, sodass Ärzte des Öfteren bei mir von einem medizinischen Wunder sprachen. Ich habe Tote wieder zum Leben erwachen sehen und war selbst in diesem Leben schon mehrmals gestorben!

Doch damit solche „Wunder" geschehen und in das Leben treten können, ist es unerlässlich, dass man dazu jeden Tag sein Vertrauen in das Leben vergrößert und erweitert sowie sich mehr und mehr der Führung einer höheren Kraft hingibt.

Deshalb sagte schon vor 2000 Jahren der „Spirituelle Lichtkrieger von Nazareth" äußerst treffend: „Nach deinem Glauben (Vertrauen) wird dir gegeben werden!"

Ein Spiritueller Lichtkrieger überprüft sich deshalb täglich ehrlich, wie weit sein Vertrauen, seine Hingabe und seine Demut reichen, und erweitert täglich die Grenzen in seinem Geist, bis diese eines Tages ganz weggefallen und verschwunden sind und sein Vertrauen in ihn selbst, in das Leben und die göttliche Führung unendlich geworden ist!

***

Von wahren Freunden und von der Liebe

Der Weg des Spirituellen Lichtkriegers wird ihn einsam unter den Menschen werden lassen!
Denn je mehr seine Mitmenschen, seine Familie und seine Freunde ihn dabei beobachten, wie er in seine Kraft wächst, seinen Visionen folgt und immer unerschütterlicher in seinem Vertrauen in das Leben und seinen Weg wird, desto misstrauischer, neidischer, missgünstiger und kritischer werden sie ihm gegenüber werden, sich äußern und zeigen.

Die Kraft und Schönheit seines Weges werden ihnen, ohne dass er dies will, einen Spiegel hinhalten und ihnen die Öde, Eintönigkeit und Oberflächlichkeit ihres eigenen Lebens vor Augen führen. Und darum werden sie ihn beneiden, herabwürdigen und vielleicht sogar hassen oder anfeinden. Wahre Freundschaft oder Liebe zwischen den Menschen ist so selten anzutreffen wie ein wahrer Heiliger!

Was die meisten Menschen unter Liebe oder Freundschaft verstehen, ist meist nichts weiter als ein Kuh-Handel, bei dem jede der beiden Seiten versucht, möglichst viele Vorteile für sich herauszuschlagen.

Erfüllt man aber plötzlich nicht mehr bestimmte Erwartungen oder verändert sich und sein Leben, ist es oft schlagartig vorbei mit der vielgepriesenen Freundschaft und Liebe!
Und ereilen einen Schicksalsschläge wie Unfälle, Krankheiten oder Verluste, wird man sehr schnell an einer Hand abzählen können, wer die wirklichen Freunde sind und wer noch für einen da ist.

Aber auch wenn man als Spiritueller Lichtkrieger unter den Menschen einsam werden wird, so wird man sich dennoch nie allein fühlen oder allein sein!
Wenn das eigene Herz rein ist wie das eines Kindes, werden die himmlischen Wesen sich einem als seine wahren Freunde zeigen oder einem plötzlich und unverhofft Sendboten des Himmels als Zeichen schicken, um zu zeigen, dass man nicht allein ist.
Dadurch werden sie den Mut und die Entschlossenheit des Spirituellen Licht-

kriegers würdigen und anerkennen und dessen Sehnsucht nach dem Licht wird ihre Herzen berühren.
Diese Sendboten können Kinder, Tiere, Bäume, Blumen, Vögel, Schmetterlinge und vieles mehr sein.

Doch so manches Mal wird es plötzlich und unverhofft vielleicht einfach auch nur ein Regenbogen sein, den man nur selbst sehen wird und der gleich darauf wieder verschwindet. Oder das plötzlich auftretende Gefühl einer höheren Präsenz und einer innigen Geborgenheit und unendlichen Liebe, die man sich gar nicht erklären kann.

Dies alles sind Zeichen und Botschaften von himmlischen Kräften und den wahrhaftigen Freunden, um einen auf seinem Weg des Spirituellen Lichtkriegers zu bestärken.

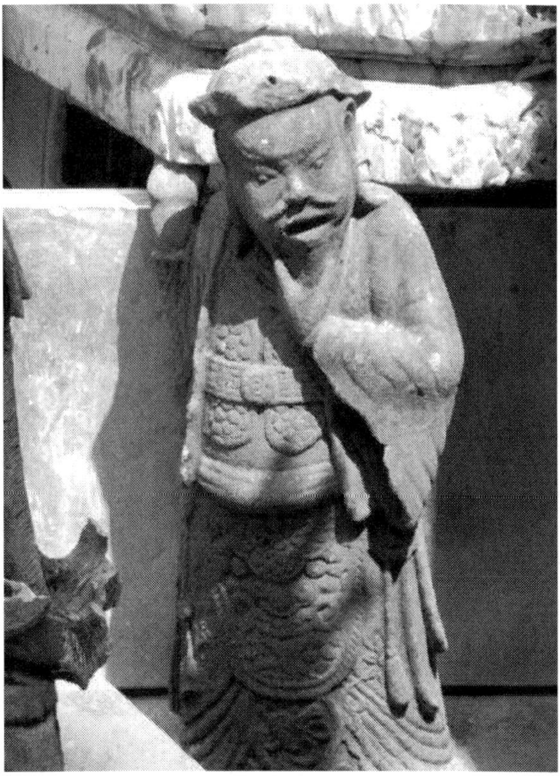

***

Von der Bedeutung echter Natürlichkeit

Natürlichkeit und Naturverbundenheit stellen zwei grundlegende wichtige Eigenschaften eines Spirituellen Lichtkriegers dar.

Manche Menschen glauben, sie würden bereits beides leben, wenn sie biologisches Essen kaufen, Naturfasern als Kleidungsstoffe tragen oder sich gelegentlich nach draußen ins Freie begeben. Doch das alleine ist noch keine wirkliche Natürlichkeit.

Wahre Natürlichkeit bedeutet, im Fluss mit den Rhythmen der Natur zu sein und die inneren natürlichen Impulse und den Ruf der Natur zu vernehmen und ihnen immer mehr zu folgen.

Dazu ist es notwendig, sich von allem Künstlichen in seinem Leben, das einen nur vom Wesentlichen ablenkt, so weit wie möglich frei zu machen.

Dazu gehört heutzutage vor allem die Abhängigkeit von Handys und Computern, von Drogen und chemischen Substanzen, Lebensmitteln und Medikamenten.

Aber auch der Hang, zu viel zu arbeiten und zu viel auf einmal machen zu wollen, „zu viele Eisen im Feuer zu haben“ oder zu vielen Hobbys auf einmal nachgehen zu wollen, entfernt die Menschen immer mehr von einer natürlichen Lebensweise.
Denn mit all dem entfremdet man sich letztendlich nur von sich selbst, spürt nicht mehr sein Bedürfnis nach Ruhe und Pausen und hört nicht mehr die Stimme seines inneren Kindes. Genauso wenig wie den Ruf der Natur oder die Sehnsucht nach ihr.

Doch wir sind alle Kinder der Erde und ein Teil der Natur, die uns umgibt.
Je mehr die Menschen die Natur um sich töten, desto mehr kappen sie gleichzeitig auch ihre innere Verbindung zur Natur, aus der sie Jahrtausende lang ihre innere Kraft bezogen haben.
Die Folgen davon sind eine dramatische Zunahme von Zivilisationskrankheiten wie Krebs, Diabetes, Burnout, Allergien etc., aber auch vorzeitiges Altern, Depressionen, innere Isolation und Ein-

samkeit, die dann oftmals mit noch mehr unnatürlichen Mitteln und Technik überspielt und bekämpft werden.

Diese kranke und unnatürliche Vorgehensweise ist unweigerlich eine Todesspirale, die auf den Zusammenbruch unserer natürlichen Körpersysteme hinausläuft und global gesehen auch über kurz oder lang den baldigen Zerfall und Niedergang unserer bestehenden Gesellschaften herbeiführen wird.

Der wahre Spirituelle Lichtkrieger weiß um diese Zusammenhänge und vermeidet deshalb so weit wie möglich alles Unnatürliche und sämtliche überflüssige von Menschen gemachte Technik.

Täglich geht er in die Natur, um dort wieder seine innere Verbindung zu ihr herzustellen. Er spricht mit den Bäumen, den Tieren und all seinen natürlichen Geschwistern und meditiert sowohl mit den Steinen, als auch mit seinen Urahnen und verbindet sich mit dem Geist des Waldes, der Flüsse und der Erde.

Dabei bittet er gelegentlich Mutter Erde, als Erinnerung und um die Verbindung zu ihr aufrecht zu halten, dass er ein

Andenken von ihr erhält oder mitnehmen darf, selbst wenn es nur ein Stück Holz, etwas Moos oder ein Steinchen ist.
Im Gegenzug bringt er den Wesen der Natur dafür jedes Mal ein kleines Geschenk mit, sei es ein Stück Obst, Räucherwerk, eine Blume oder etwas ganz Persönliches, das er liebt.

Denn der Spirituelle Lichtkrieger weiß um das kosmische Gesetz, dass man für alles, was man erhält, auch etwas hergeben oder loslassen muss und die Kreisläufe des Lebens nur erhalten bleiben werden, wenn ihre Grundlage ein ständiger Austausch und gegenseitiges Nehmen und Geben ist, das in Liebe und Respekt geschieht.

Hingegen trennt sich ein Spiritueller Lichtkrieger, wenn es sein muss oder sinnvoll erscheint, sofort und mühelos von allem Künstlichen, Unnatürlichen oder überflüssiger Technik, weil sie für ihn keinen wahren Wert besitzen.
Weil er versteht, dass sie weder beseelt noch lebendig sind, sondern lediglich Ausdruck und Werkzeug der menschlichen Todesmaschinerie, mit der die Menschheit immer mehr allen Wesen, der Natur und letztendlich sich selbst ein Massengrab schaufelt.

***

Vom „Inneren Kind"

Ein Spiritueller Lichtkrieger verhält sich gerne natürlich, spielerisch und unbeschwert wie ein Kind und wird deshalb von anderen oft als ein Narr angesehen und belächelt. Aber sagten nicht schon früher unsere Großeltern: „Kinder und Narren sagen meistens die Wahrheit!"

Der wahre Spirituelle Lichtkrieger besitzt die Unschuld, die Reinheit und das Mitgefühl eines Kindes und bewahrt sich diese Qualitäten.
Deshalb fühlt er sich in der Gesellschaft von Kindern wohler als in der Gesellschaft von Erwachsenen. Denn dies erlaubt ihm, sein eigenes inneres Kind wieder mehr zu spüren und dem Leben spielerisch und vertrauensvoll zu begegnen.

Ein Spiritueller Lichtkrieger lässt so oft wie möglich auf natürliche Weise die Stimme seines inneren Kindes aus seinem Herzen sprechen, egal ob laut oder leise, und sein erwachsenes ICH lauscht dabei andächtig und hört zu, statt immer dazwischen zu plappern und das innere Kind wie üblich belehren und unterdrücken zu wollen.

Denn für einen Spirituellen Lichtkrieger ist nicht nur sein inneres Kind heilig, sondern alle Kinder und alles in der Natur selbst. Deshalb unterdrückt er es nicht, wie es die meisten Menschen schon frühzeitig in ihrem Leben getan haben, sondern pflegt, nährt und umsorgt es und gibt ihm Raum, wo immer er nur kann.

***

Vom richtigen Zeitpunkt und Rhythmus des Lebens

Zum Weg des Spirituellen Lichtkriegers gehört es, ein intuitives Gefühl für den richtigen Zeitpunkt zu entwickeln, selbst bei den kleinsten und scheinbar unwichtigsten Dingen im Alltag!

Denn geschehen die Handlungen, auch wenn sie an sich richtig und stimmig sein mögen, aus Ungeduld und Übereifer zu früh oder aus Trägheit, Angst und zu langem Zögern zu spät, dann wird das Resultat am Ende doch falsch, unstimmig oder unheilsam sein.
Weil nämlich die Handlungen nicht in Harmonie mit ihrem natürlichen Rhythmus oder vorherbestimmten richtigen Zeitpunkt geschahen oder ausgeführt wurden.

Alles in der Natur passiert nämlich zu einem vorherbestimmten Zeitpunkt und in Harmonie mit den natürlichen Rhythmen.
Man muss einem Baum nicht sagen, wann der richtige Zeitpunkt ist, um Knospen zu

treiben oder seine Blätter abzuwerfen, damit sie nicht erfrieren.
Genauso wenig einer Blume, wann der richtige Moment da ist, ihre Blütenblätter zu öffnen, und wann sie diese besser wieder schließt, um sie vor Regen oder der Kälte der Nacht zu schützen.

Der Spirituelle Lichtkrieger entwickelt deshalb selbst in den kleinsten Dingen ein Gefühl für den richtigen Zeitpunkt und zögert nicht, dann zu handeln, wenn aus seinem Innersten der Impuls dazu kommt.

Denn er kommt niemals zu früh oder zu spät. Er kommt und handelt immer zur richtigen Zeit, weil er im Einklang mit seiner innersten Natur ist.

***

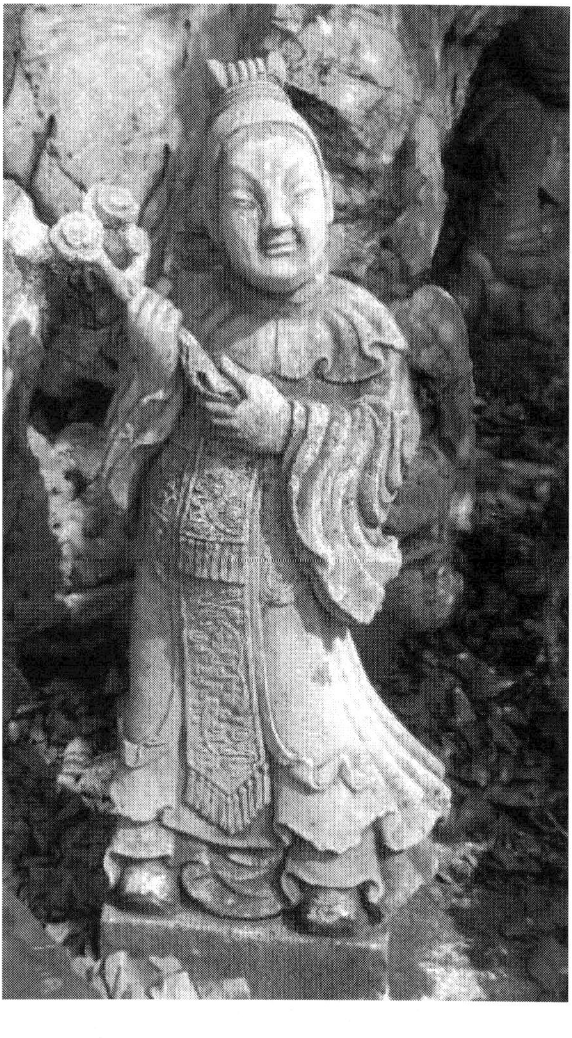

***

Von der eigenen Kraft und der Zartheit des Herzens

Der Spirituelle Lichtkrieger entwickelt beides gleichermaßen: Die Kraft und den Mut seines Herzens genauso wie dessen Zartheit und Mitgefühl selbst mit den kleinsten Wesen.
Deshalb trägt er wie selbstverständlich eine Schnecke von der Straße, wenn sie Gefahr läuft, überfahren oder zertreten zu werden, genauso wie er einem Käfer auf die Beine hilft, der hilflos auf dem Rücken liegend zappelt.

Aber er stellt sich auch tapfer und voller Entschlossenheit sogar den stärksten, zerstörerischsten und unheilsamsten Kräften in den Weg, wenn sie das Leben bedrohen, und kämpft notfalls mit der Energie einer wütenden Bärenmutter, die ihr Junges verteidigt, wenn dies notwendig ist.
Erst dann, wenn man diese beiden scheinbar gegensätzlichen Fähigkeiten entwickelt hat, ist man zu einem kompletten und ganzheitlichen Wesen geworden. Daher ist

es unerlässlich, diese beiden Kräfte des Herzens gleichermaßen abrufbereit und im inneren Gleichgewicht zu halten.

***

Vom Mitgefühl mit allen Wesen

Auf dem Weg des Spirituellen Lichtkriegers gilt es, sein Mitgefühl wie auch seine Achtsamkeit immer mehr bis in die Unendlichkeit auszudehnen!

Wenn das eigene Herz nämlich verstockt ist, wird man nicht mit anderen Menschen weinen und genauso wenig auch aus vollem Herzen mit ihnen lachen können.

Und wenn man nicht in kleinen Dingen achtsam und bewusst ist, wird man es erst recht nicht in großen Dingen und Entscheidungen des Lebens sein können.

Ein Spiritueller Lichtkrieger verurteilt niemanden vorschnell für etwas, da er nie all die vielen Gründe und Ursachen kennen wird, die einen anderen Menschen zu seinem Handeln veranlasst haben.
Sonst wird er sich schnell in seinem Leben selbst in der Rolle des Verurteilten wiederfinden, dem andere vielleicht ungerechte Vorwürfe machen.

Denn alle Wesen haben auf ihrem Weg zur Vervollkommnung sämtliche Erfahrungen des Lebens zu machen und wenigstens einmal alle Rollen zu spielen, die dabei möglich sind.

Beim Spirituellen Lichtkrieger wird sein Mitgefühl mit anderen Wesen immer umfassender werden, bis es sogar die kleinsten Bodenlebewesen und Mutter Erde selbst einschließt.

Das Gesetz des Himmels lautet nämlich:
Je umfassender dein Mitgefühl sich entwickelt, desto umfassender werden die Hilfe und Unterstützung sein, die dir vom Himmel wie auch von der Erde zufließen.
Doch je geringer das Mitfühlen und die Hilfsbereitschaft eines Menschen gegenüber anderen Wesen sein werden, desto weniger Lebenskraft wird ihm auch zur Verfügung stehen. Und umso weniger werden seine Handlungen Früchte tragen oder nur von kurzer Dauer oder Bestand sein.

Der wahre Spirituelle Lichtkrieger versucht daher und arbeitet jeden Tag daran, sein Mitgefühl zu allen Wesen auszudehnen und seiner Hilfsbereitschaft Ausdruck zu

verleihen, und wenn es durch noch so kleine Gesten ist.
Er muss dazu nicht die ganze Welt retten, ein Robin Hood werden oder alle Tiere und Menschen aus ihrem Elend retten wollen. Denn viele von ihnen haben sich auf der Seelenebene ihr Leid gewählt, um daran innerlich zu wachsen oder das Leid anderer stellvertretend für sie abzutragen. Doch er hat ein mitfühlendes Herz, einen offenen Geldbeutel und nimmt sich etwas Zeit für die leidenden Wesen, die ihm in seinem Alltag begegnen. Denn diese hat ihm der Himmel auf seinem Weg geschickt, um ihn zu prüfen und zu testen!

Er vergisst nicht, dass die himmlischen Lichtwesen stets präsent sind und ihm immer unterstützend zur Seite stehen. Sie vergessen ihn nicht, auch wenn er sie zwischendurch vergessen sollte.

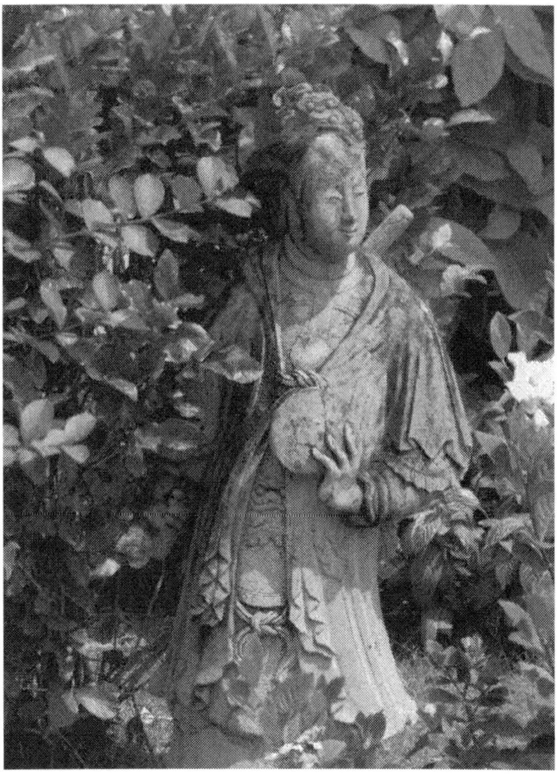

***

Von der Schönheit des spirituellen Weges und der mit ihm verbundenen Künste

Der Weg des Spirituellen Lichtkriegers ist ein Weg der Schönheit und heiligen Handlungen, so schön und heilig wie ein Regenbogen!
Selbst in der kleinsten Bewegung und in jedem Wort bemüht sich der Spirituelle Lichtkrieger täglich, die Schönheit und Heiligkeit seines eigenen Weges und des Lebens zum Ausdruck zu bringen.

Dazu übt er sich auch regelmäßig in den unterschiedlichsten Künsten.
Er achtet dabei weniger auf die Perfektion in der äußeren Darstellung, sondern vielmehr darauf, seine inneren göttlichen Qualitäten durch die Kunst auszudrücken.

Denn eine Kunst taugt erst dann etwas, wenn sie die Herzen der Menschen berührt und das Göttliche und Schöne in ihnen zum Schwingen bringt.

Die beiden Kunstformen, die dem Weg des Spirituellen Lichtkriegers am meisten entsprechen, sind Musik und Bewegungskunst. Denn sie sind so unbeständig und vergänglich in ihrem Ausdruck wie der Regenbogen selbst.
Doch beide Künste fordern von ihm, ganz bewusst im Augenblick zu sein und sich dabei mit seinem ganzen Wesen hinzugeben.

Der Spirituelle Lichtkrieger übt daher Musik möglichst mit natürlichen Instrumenten oder seiner Stimme aus, da er dann am meisten sein Gefühl hinein legen kann.
Auch ist er dadurch von jeglicher Technik unabhängig und kann jederzeit überall wie auch in der Natur musizieren.

Bei Bewegungskünsten ist allen Arten von Tanz sowie den alten asiatischen Kampfkünsten der Vorzug zu geben, da diese am umfassendsten den gesamten Körper sowie das gesamte Wesen schulen.

Ein Spiritueller Lichtkrieger führt seine Künste nur selten in der Öffentlichkeit vor. Einerseits, um zu vermeiden, stolz und eingebildet auf seine Vorführungen zu werden.

Andererseits, um sie möglichst nur solchen Menschen vorzuführen, die gleichgesinnt sind und deren Gemüt feinsinnig genug ist, um eine derartige Vorführung zu schätzen, sich davon berühren zu lassen und dankbar dafür zu sein.
Wirft er hingegen seine Darbietung einem ignoranten, dekadenten oder eingebildeten Publikum wie „Perlen vor die Säue", wird er sich hinterher beschmutzt und entwürdigt fühlen und seine Kunst wird ihre Heiligkeit verlieren, sodass mit der Zeit auch seine Freude daran verloren gehen wird.

Der wahre Lichtkrieger bringt seine Kunst deshalb einzig und allein dem Göttlichen oder Mutter Erde und all ihren Naturwesen dar. Denn danach wird er deren Freude, Begeisterung wie auch Berührtheit als Liebe, Zufriedenheit und Erfüllt-Sein in seinem Herzen tragen und mit nach Hause nehmen können.

***

Vom Auslöschen der Vergangenheit

Ein Spiritueller Lichtkrieger sieht all sein Handeln ständig als einen einzigen Dienst an allen Wesen für deren Heil an und stellt sein gesamtes Schaffen in den Dienst der göttlichen Quelle.
So ist er frei von erhofften Resultaten und erwünschten Ergebnissen und leidet auch nicht unter Enttäuschungen oder Misserfolgen. Denn er verknüpft oder verbindet mit seinem Schaffen keine Ansprüche oder Wünsche für sich selbst.

Erst dadurch wird er fähig, wirklich Großes zu leisten und zu bewegen, und wird ihm alles mühelos und spielerisch von der Hand gehen. Gerade weil er nicht auf das Ziel fixiert ist, sondern sich mit seinem ganzen Sein immer nur im jetzigen Augenblick befindet.

Die Übung des Spirituellen Lichtkriegers, ganz und vollkommen im Moment des Hier und Jetzt zu sein, bedeutet, zu keiner Zeit an Vergangenem festzuhalten oder diesem nachzutrauern. Genauso wenig wie sich unnötig mit der Zukunft zu belasten, weder durch Zukunftsängste noch irgendwelche Hoffnungen.

Damit er sich ganz von vergangenen Energien, Verstrickungen und Belastungen befreit, löscht er deshalb am Ende jedes größeren Lebensabschnitts in einem Feuerritual seine Vergangenheit aus, um wie Phönix aus der Asche wieder neu aufzuerstehen.

Dazu gibt ein ernsthafter Lichtkrieger nicht nur alte Briefe, Zeugnisse und Dokumente der Vergangenheit ins Feuer, die ihn gebunden und belastet haben.
Sondern auch seine gesamten Kopfhaare, die altes Karma repräsentieren, und verbrennt mit ihnen symbolisch alle leidhaften und schmerzhaften Erfahrungen der Vergangenheit. Dabei übergibt er alles laut und deutlich der göttlichen Quelle zur Transformation und wünscht allen Wesen, mit denen er karmisch verstrickt war, Freiheit und tiefen Frieden für ihre Zukunft.
Wenn er dies auch nur ein einziges Mal in seinem Leben voller Inbrunst und Hingabe ausgeführt hat, wird er danach deutlich spüren und wahrnehmen, wie sein Leben

anschließend leichter und müheloser wird. Auch wie Zeit und Vergänglichkeit keine Macht mehr über ihn haben und wie seine Seele mehr und mehr ihre Bestimmung für das jetzige Leben findet.

***

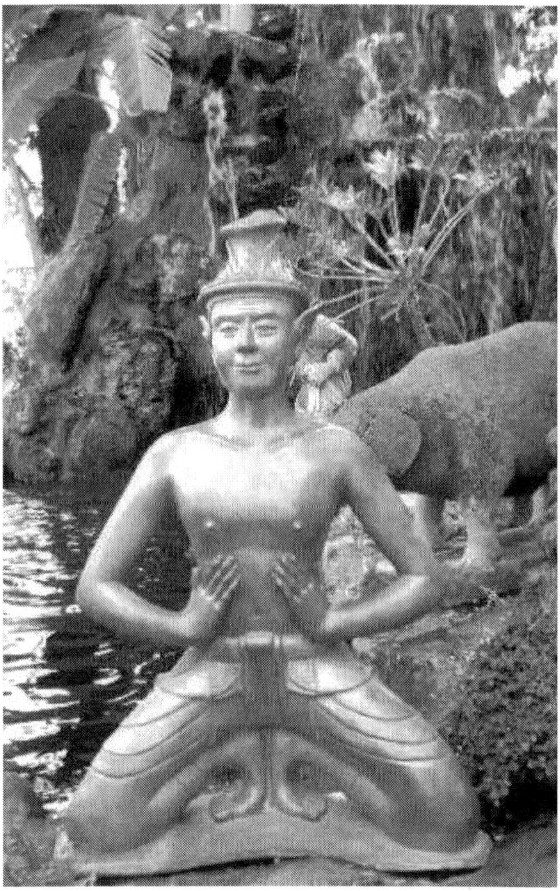

***

Von der Bedeutung des Atems

Ein beständiges Gefühl von Ganzheitlichkeit und Harmonie kann erst dann vollkommen entstehen, wenn alle Anteile eines Wesens gleichermaßen zu einer echten Einheit zusammen geschmolzen sind.

Ein Spiritueller Lichtkrieger übt sich deshalb ständig darin, seinen Geist mit seinen inneren Bildern sowie seinen Gefühlen und seinem Atem in Übereinstimmung zu bringen.
Auch dass sein Atem in vollkommener Harmonie mit seinen Bewegungen fließt, die möglichst natürlich und rhythmisch erfolgen sollten.

Dabei strömt beim Einatmen durch die Nase geistige Lichtenergie hinunter in den Bauchraum, während gleichzeitig und in perfekter Harmonie von den Fußsohlen die Lebensenergie der Erde zum Bauch hoch steigt.

Beim Ausatmen wiederum verteilen sich beide Kräfte synchron im Körper sowie in seinen feinstofflichen Energie-Ebenen.

Der Schlüssel des Spirituellen Licht-kriegers zu grenzenloser Energie ist sein Atem!
Denn dieser ist der Motor seiner Lebens-energie! Der Körper wiederum ist sein Fahrzeug, während der Geist sein Lenker und Steuermann ist!

Der Spirituelle Lichtkrieger macht sich deshalb jeden Atemzug immer mehr bewusst.
Er spürt die Spannungen, die in seinem Körper, seinem Energiefeld wie auch in seinen Emotionen noch als schmerzhafte Erinnerungen aus früheren Zeiten sitzen, und erlöst sie durch seinen Atem!
Dies wird ihm gelingen, wenn er es nicht wie gewohnt vermeidet, dort hin zu atmen. Sondern wenn er sich täglich bemüht, seinen Atem genau in diese Spannungen hinein zu lenken. Nur auf diese Weise kann er sie dauerhaft auflösen und befreien.

Das ist eine lebenslange Aufgabe und man wird dabei noch einmal alle Schmerzen nicht nur dieses Lebens, sondern all seiner

Vorleben kurz und intensiv durchleben müssen, damit sie angenommen und für immer verabschiedet werden können.
Doch auch wenn dieser Weg schmerzhaft und mühselig ist, so ist er es doch tausendfach wert!
Denn er wird einem ernsthaft suchenden Lichtkrieger viele zukünftige leidvolle Wiedergeburten ersparen, in denen er sonst die traumatischen Erfahrungen seiner Seele so lange wiederholen müsste, bis er sie endlich akzeptiert, anschaut und sich erlaubt, sie zu spüren. Um sie anschließend mit der Kraft seines Atems und seines Geistes endgültig zu heilen und los zu lassen.
Vollkommene Meisterung der Lebensenergie ist für einen Spirituellen Lichtkrieger erst dann wirklich erreicht, wenn der Atem entspannt durch jede Zelle strömt, sich dabei nirgends mehr Widerstand zeigt und sich mit jedem Atemzug ein unendliches Glücksgefühl und Bewusstsein der Einheit mit dem ganzen Universum in ihm verströmt.

Erst dann wird er die Wahrheit erfahren und in sich spüren, dass er es nicht selbst ist, der atmet, sondern dass es das Leben ist, das durch ihn und mit ihm atmet.

***

Vom Karma sowie von Schuld und Sühne

Der Spirituelle Lichtkrieger ist sich bewusst, dass das Wort „Karma" aus dem altindischen Sanskrit stammt und wörtlich übersetzt nichts anderes als „Absicht" bedeutet.
Das bedeutet letztendlich, dass einem jede niedere wie auch hohe Absicht vom Leben früher oder später gespiegelt wird und nicht, wie es häufig interpretiert wird, dass man sein Leben lang sein Karma mühsam und leidvoll abtragen und abarbeiten muss.

Aber auch die Behauptung, dass man für seine Schuld büßen und sühnen müsste, entspringt genauer betrachtet dem 2000 Jahre alten Dogma der christlichen Kirche, das diese seit jeher verbreitet.
Diese mentalen Prägungen haben sich bis heute tief in dem Unterbewusstsein unserer Gesellschaft verankert und werden durch immer wieder neu eingeimpfte Schuld-

gefühle am Leben erhalten, um andere Menschen besser manipulieren zu können.
Der wahre Spirituelle Lichtkrieger erkennt dies klar und deutlich und befreit sich von all dem vollkommen, indem er sich selbst für alle vergangenen Fehler und aufgeladene Schuld verzeiht und vergibt.
Denn er weiß, dass ihm das Leben und die göttliche Quelle nicht nur schon längst für alles verziehen haben, sondern dass sie in ihrer Essenz das absolute Verzeihen und die bedingungslose Liebe und Verständnis selbst sind.

Stattdessen übt er sich, in all seinen Handlungen letztendlich wahrhaft absichtslos zu werden, um kein neues „Karma" aufzubauen, welches ihm das Leben dann zukünftig spiegeln müsste.
Auch wenn seine Absichten noch so lauter und gut gemeint sind, würden sie ihn doch letztendlich „karmisch verstricken" und damit energetisch binden.

Genauso verzeiht er sich und allen anderen Wesen, was er ihnen oder sie ihm jemals angetan haben.
Für ihn ist es kein Geheimnis, dass wir in all unseren Vorleben immer wieder abwechselnd die Rollen von Tätern und

Opfern aus dem Grund eingenommen haben, um daraus zu lernen und unendliches Mitgefühl mit allen Wesen zu entwickeln.

Stattdessen folgt er in allem dem Ruf seines Herzens, vertraut auf seine Intuition und handelt immer aus dem Bauch heraus, ohne sein Handeln exakt voraus zu planen oder eine bestimmte Absicht zu verfolgen! Dies ist es, was die alten Taoisten in China „Wu Wei" nannten. Das „Handeln ohne zu handeln"!

Nur so kann das Wesentliche vollbracht werden und das wirklich Wichtige geschehen und zur Vollendung gelangen!

***

Von der richtigen Meditation

Die Mutter aller weltweit existierenden Meditations-Techniken ist die Konzentration auf die Stirnmitte, das so genannte „Dritte Auge".

Ein Spiritueller Lichtkrieger kennt dieses Mysterium und übt sich regelmäßig darin. Dazu bedarf es keiner Zugehörigkeit zu einer Religion oder Sekte oder eines bestimmten Glaubens.

Er setzt sich dazu aufrecht hin, schließt die Augen und richtet innerlich seinen Blick nach oben und konzentriert sich dabei auf die Stirnmitte, wo sich sein „Drittes Auge" befindet.

Während solcher Meditationen richtet er seinen gesamten Geist ständig auf das Göttliche aus, bis er irgendwann dort sein eigenes göttliches Licht sehen und den kosmischen Ur-Ton „AUM" (OM) hören wird.

Mit dieser Meditation wird er bereits nach kurzer Zeit in einen fast atemlosen Zustand kommen, der sich ganz natürlich und friedlich anfühlt, und immer höhere Bewusstseinsstufen hervorbringt.

Bis er die Verschmelzung und Einheit mit der höchsten göttlichen Lichtebene erfahren wird, wo es kein ICH und kein DU mehr gibt.

Dies ist die einzige Meditationsform, in der man als Spiritueller Lichtkrieger höchste Gottesverwirklichung erreichen kann!

Wenn er diese Meditation regelmäßig und dauerhaft übt und seinen Geist dabei ständig auf die höchste göttliche Quelle ausgerichtet hält, wird er die Unsterblichkeit seines wahren Selbst erfahren und damit auch unsterblich werden!

Das heißt nicht, dass er nun physisch unsterblich werden wird. Aber der Tod wird seinen Schrecken verlieren und keine Macht mehr über einen haben.
Denn er wird dann klar und deutlich erkennen, dass die materielle Welt lediglich eine reine Illusion bzw. eine holografische 3D-Projektion darstellt, die keine eigene dauerhafte Existenz besitzt.

Alle anderen Meditationsformen auf dieser Welt sind nämlich bestenfalls Abwandlungen oder Spielarten dieser Ur-Meditationsform, die schon die alten Rishis, Weisen und Heiligen Indiens und Chinas praktizierten und die deshalb als „Unsterbliche" bezeichnet wurden.

Doch wie in so vielem ist die Wahrheit zu einfach, um erkannt und geschätzt zu werden, und geben die Menschen lieber viel Geld aus, um komplizierteste Meditationstechniken zu erlernen, die sie aber in Wirklichkeit nur von der eigentlichen Wahrheit entfernen und ablenken.

Ein Spiritueller Lichtkrieger jedoch weiß: Die höchste Wahrheit ist immer einfach! Doch ist sie sehr schwer zu leben!

Er bemüht sich deshalb umso mehr um deren konkrete Umsetzung und vergeudet keine Zeit damit, auf das verführerische Geschwätz und geheimnistuerische Gehabe selbsternannter Gurus, Priester und Meister zu hören, mit dem sie vielleicht nur ihr eigenes Nicht-Wissen und Nicht-Verstehen übertünchen und sich wichtig machen wollen.

Deshalb verzichtet er auch auf sämtliche geheimnisumwitterten Einweihungen solcher so genannten „Meister", die darüber hinaus auch häufig teuer verkauft werden.

Weil er nämlich ein beständiges Ur-Vertrauen in das Leben hat und weiß, dass dieses ihn jeweils zum richtigen Zeitpunkt ganz von alleine in all seine Mysterien einweihen wird, wenn er dazu bereit und innerlich offen sowie auch die Zeit dafür reif ist.
Solange versenkt er sich immer wieder in die Meditation auf das „Dritte Auge" und richtet dabei seinen Geist auf die höchste göttliche Lichtebene aus.

***

Von der Gleichwertigkeit aller Menschen

Als Spiritueller Lichtkrieger erkennt man, dass in allen existierenden Religionen, Sekten, spirituellen Pfaden oder modernen esoterischen Wegen immer wieder folgende zwei Arten von extremen Verhaltensweisen zu beobachten sind:

Auf der einen Seite übertriebene Unterwürfigkeit, Selbstverleugnung und Kriechertum bis hin zur totalen Selbstaufgabe.
Auf der anderen Seite arrogantes und selbstherrliches „Guru- und Meistergehabe" bis hin zu einem verblendeten Glauben, über dem Göttlichen zu stehen und seine Machtansprüche und seinen getarnten Materialismus unabhängig davon ausleben zu können.

Wie unsere Alten aber schon früh erkannten und formulierten, „kommt jedoch Hochmut stets vor dem Fall"!
Der wahre Spirituelle Lichtkrieger stellt deshalb keinen Menschen über sich und duldet andererseits aber auch nicht, dass

sich ihm andere Menschen unterwerfen, blindlings folgen oder auf ein geistiges Podest stellen, das nur seinem Ego schmeicheln würde.

Er behandelt jedes Wesen mit dem gleichen Respekt und derselben Achtung. Doch fordert er diesen Respekt auch für sich und seinen Weg ein und duldet deshalb keine absichtlichen Erniedrigungen durch andere!

So zeigt er sich einem sanften und liebevollen Menschen von seiner hingebungsvollsten und demütigsten Seite, während er einen tyrannischen und selbstverliebten Menschen mit seinem eigenen Stolz, Unbeugsamkeit und innerer Festigkeit begegnet und deutlich und klar seine eigene Wahrheit kundtut und vertritt.

Er selbst bleibt aber bei allen Vorwürfen gegen ihn innerlich gelassen und neutral und begegnet jedem Menschen auf Augenhöhe.
Hingegen schmunzelt er über all die unterschiedlichen Reaktionen der Menschen, da sie ihm Aufschluss geben über deren Verhaftetsein an ihr eigenes Selbstbildnis oder ihre Vorstellungen vom Leben und anderer Menschen.

***

Von der Bedeutung des Selbstwerts

Alle Handlungen der Menschen sind letztendlich dadurch angetrieben und motiviert, das eigene Selbstwertgefühl zu stärken, und drehen sich einzig und allein immer nur darum, den eigenen Wert von außen bestätigt zu bekommen.
Deshalb sind ihre Handlungen oft so zwanghaft und vertragen die meisten Menschen nicht die geringste Kritik. Auch wenn sie noch so gut gemeint sein sollte, weil sie sich dadurch automatisch in ihrem Selbstwertgefühl angegriffen fühlen.

Hat jemand ein niedriges oder gar kein Selbstwertgefühl, versucht er dieses oftmals mit aller Kraft aufzuwerten und sich durch besondere Leistungen hervorzutun. Dieser Antrieb hat schon viele große Künstler, Kampfkunstmeister, Philosophen, Ärzte, Heiler und Schamanen hervorgebracht.

Doch leider auch viele Kriegsherren, Tyrannen, Diktatoren und grausame Machthaber, wie uns die Geschichte immer wieder zeigt.

Dies liegt daran, dass viele Menschen ihre Minderwertigkeitskomplexe mit heroischen Taten kompensieren und auslöschen wollen, dadurch aber schnell zu Größenwahnsinn neigen.
Schon viele Menschen haben sich dadurch erhöht, indem sie andere einen Kopf kürzer gemacht haben!

Ein Spiritueller Lichtkrieger ist sich immer seines eigenen Wertes bewusst und muss ihn deshalb nicht ständig der Welt beweisen oder von ihr bestätigt bekommen.
Deshalb ist er frei von zwanghaften Handlungen und vergleicht sich nicht ständig mit anderen Menschen, wie es der gewöhnliche Mensch so gerne tut. Denn er fühlt oder sieht sich nicht in Konkurrenz zu ihnen.

Der wahre Spirituelle Lichtkrieger weiß, dass er einerseits mit seiner körperlichen Existenz nicht mehr als Staub im Wind der Zeit ist. Doch andererseits ist seine Seele bereits älter als dieser Planet und hat sein Geist ewigen Anteil am göttlichen SEIN.
So überlässt er es dem allumfassenden Bewusstsein, seinen Wert festzustellen, und tut gelassen, was getan werden muss und ihm sein Herz befiehlt.

***

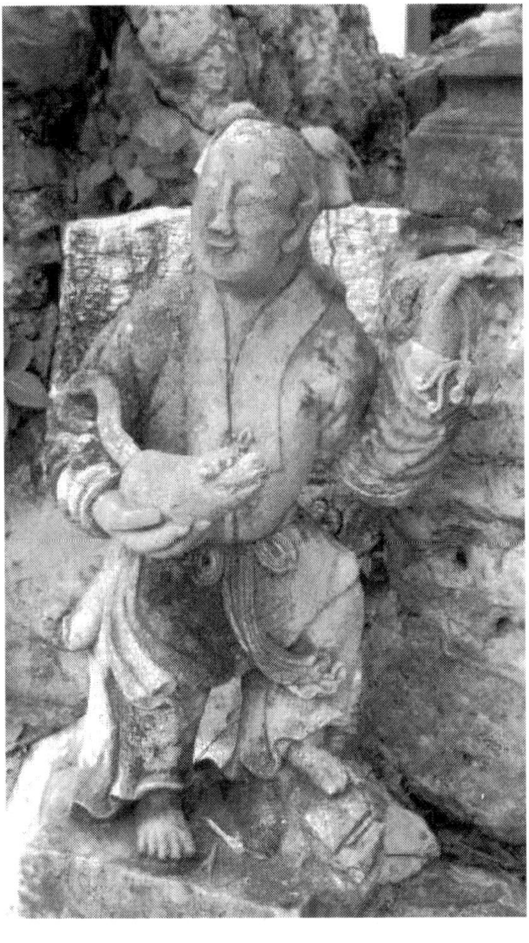

***

Vom Weg des Spirituellen Lichtkriegers in der heutigen Zeit

Das Kriegertum war in allen Zeiten bei den meisten Völkern schon immer eine Charakterschulung gewesen, das der Ausbildung einer reifen Persönlichkeit mit all ihren positiven Eigenschaften und Tugenden diente und zum Ziel hatte.

Doch war es in den vergangenen tausenden Jahren von der Dominanz männlicher Attribute und der Entwicklung vornehmlich männlicher Charaktereigenschaften geprägt.
Darum übten sich die Krieger traditionellerweise in Fähigkeiten wie z.B. Wagemut, Angstfreiheit, Willensenergie, Durchhaltevermögen, Kampfbereitschaft, Ausdauer, Genügsamkeit usw.

Die alten Gesellschafts- und Sozialstrukturen brechen aber derzeit weltweit immer mehr in sich zusammen. Deshalb erfordert die neue Zeitqualität ein vollkommen neuartiges spirituelles Krieger-

tum. Nämlich eines, in dem die Ausbildung eher weiblicher und mütterlicher Qualitäten und Charaktereigenschaften im Vordergrund steht, wie z.B. Intuition und Hellsichtig- bzw. Hellfühligkeit, Sozialkompetenz, Mitgefühl, Sanftheit, Verzeihenkönnen, Einfühlungsvermögen, Gefühle, zulassen und zeigen können, Güte, Hilfsbereitschaft usw.

Denn das kommende Zeitalter wird das Zeitalter des Weiblichen werden, das aus den Trümmern und der Asche männlicher Zerstörungswut wie ein Phönix auferstehen wird!
Dabei werden die Frauen zukünftig das Szepter schwingen, sobald das Zeitalter des Grauens und des barbarischen Mordens und Abschlachtens vorüber sein wird.

Um das Weibliche zu beschützen, zu nähren und zu stärken, braucht es die männlichen Energien als Rückendeckung sowie Schutz. Erst dadurch kann das Weibliche seinen eigenen Raum einnehmen und sich Ausdruck und Geltung verschaffen.

Dies gilt gleichermaßen für Männer wie für Frauen und es ist absolut notwendig, als

Spiritueller Lichtkrieger in sich beide Qualitäten, männliche wie weibliche, zu entwickeln.
Doch die hauptsächliche Aufgabe eines Spirituellen Lichtkriegers wird zum ersten Mal seit vielen tausenden Jahren darin bestehen, die Verantwortung und Aufgabe zu übernehmen, dass das Weibliche endlich auf diesem Planeten den rechtmäßigen Raum und die Ausdrucksfreiheit erhält, die ihm so lange durch die männliche Dominanz vorenthalten wurden.

Dafür setzt sich der Spirituelle Lichtkrieger mit all seinen Mitteln ein!
Er kämpft in sich und außerhalb dafür, dass sich endlich das große Menschliche mit seinen weiblichen Fähigkeiten entfalten und manifestieren kann.

Dazu ist jedoch mehr nötig als das, was im Mittelalter die Kreuzritter vertraten, als sie sich im Morgenland für den Schutz von Frauen und Kindern einsetzten.

Ab jetzt geht es darum, das Weibliche zukünftig auf den inneren wie äußeren Thron zu setzen und ihm bereitwillig das Szepter und sein Schwert zu Füßen zu legen.

Dies zeichnet einen wahren Spirituellen Lichtkrieger aus und ist das vollkommen Neue an diesem spirituellen Weg als Krieger, der von Männern genauso wie von Frauen gleichermaßen gegangen werden sollte.
Denn sonst werden unsere Kinder und Enkel keine Zukunft haben, dieser Planet kein Morgen kennen und das wahre Menschliche, das wir in unserer Entfremdung als göttlich bezeichnen, nicht wirklich Einzug in die Herzen der Menschen halten.

Die alten Shaolin-Mönche Chinas kämpften nicht, um zu siegen, sondern um der Nachwelt ihren spirituellen Schulungsweg zu erhalten, und übten beim Kämpfen, in jedem Moment den inneren Frieden und Gelassenheit zu bewahren!

Und die indianischen Krieger Nordamerikas hatten in allem, was sie taten, darauf Bedacht, dass es den nächsten sieben Generationen ihrer Nachkommen zum Wohl gereichen möge.

Allerdings ist die Mammutaufgabe, die sich den heutigen Spirituellen Lichtkriegern stellt, dagegen tausende Male größer und

gewaltiger und eigentlich fast nicht zu bewältigen:
Nämlich das gesamte Leben an sich, die gesamte Natur und die Essenz aller spirituellen Wege für die Nachwelt zu erhalten und zu sichern!

Doch wird dies nur gelingen können und überhaupt erst möglich sein, wenn alle Spirituellen Lichtkrieger sich zusammen schließen und alle ihre lichten und heilsamen Kräfte vereinen und zu einem gemeinsamen Energiefeld bündeln!

Aber genau dies macht den Reiz auf dem heutigen Weg des Spirituellen Lichtkriegers aus und wird seine letztendliche Meisterprüfung sein:
Nämlich das schier Unmögliche zu schaffen, das nur durch das gemeinsame Handeln von Spirituellen Lichtkriegern verwirklicht werden kann!

***

Von den Herausforderungen auf dem Weg des Spirituellen Lichtkriegers

Ein Spiritueller Lichtkrieger ist jederzeit bereit, sein Leben für einen Freund, seine Eltern, geliebte Menschen oder Tiere und insbesondere für Kinder und Frauen einzusetzen, um sie zu beschützen und notfalls sein Leben für sie hinzugeben.

Denn er weiß, dass dieses Leben auf Erden nur eine Prüfungsstation und eine Projektion auf die Leinwand der Materie ist und dass sein eigener Tod ohnehin unausweichlich ist.

Er weiß aber auch, dass der Tod nur eine Pforte und die Geburt in eine höhere und lichtere Ebene darstellt, für die es gilt, sich in diesem Leben zu bewähren.

Deshalb hält ein Spiritueller Lichtkrieger immer den Kontakt zu den himmlischen Wesen, die ihn ständig begleiten, schützen

und führen, und bittet sie, ihn dabei zu unterstützten, täglich über seine Grenzen hinaus zu wachsen.
Darum sagten bereits die alten Weisen: „Die Aufgabe eines Menschen ist es, Mittler zwischen Himmel und Erde zu sein."

Ein Spiritueller Lichtkrieger hält daher seinen Kopf im Himmel und lässt sich nicht von den Problemen der materiellen Welt verwirren oder ablenken.
Gleichzeitig steht er fest mit beiden Beinen auf der Erde und tut, was getan werden muss, ohne sich zu verlieren.

Der Weg des Spirituellen Lichtkriegers verläuft nicht nach dem Lustprinzip! Auch wenn dies viele Menschen heutzutage erwarten.

Ganz im Gegenteil: Wem die himmlischen Kräfte eine hohe und große Aufgabe zugewiesen haben oder wessen Seele sich vor ihrer Geburt dazu entschlossen hat, einen spirituellen Weg bis zum Ende zu gehen, dessen Person und Charakter werden durch vielfaches Leiden in seinem Leben geformt und gestärkt werden!

Dabei werden oftmals sein Körper wie auch seine Willenskraft und Durchhaltevermögen durch jahrelange schwerste körperliche Arbeit, Krankheiten und Schicksalsschläge herausgefordert und dafür trainiert und vorbereitetet.

Trotzdem meinen heutzutage viele Menschen, die glauben, das wahre Wesen spiritueller Wege erkannt zu haben, dass dieser Weg mit der Zeit immer leichter, freudiger und einfacher werden muss und sie mit Engelsflügeln automatisch immer höher zum Licht schweben werden.
Doch solche Menschen haben gar nichts vom Leben begriffen und sind weltfremde Träumer und Schwärmer, die sich in Wahrheit nicht wirklich trauen, mit aller Hingabe und Leidensfähigkeit ihren spirituellen Weg bis zum Ende zu gehen.

Schließlich ist allgemein bekannt, dass ein Muskel nur durch hartes Training wächst, das nicht selten bis an die äußerste Belastungsgrenze gehen muss.
Warum sollte es bei unseren „geistigen und seelischen Muskeln“ anders sein, damit unsere Fähigkeiten wachsen und zunehmen?

***

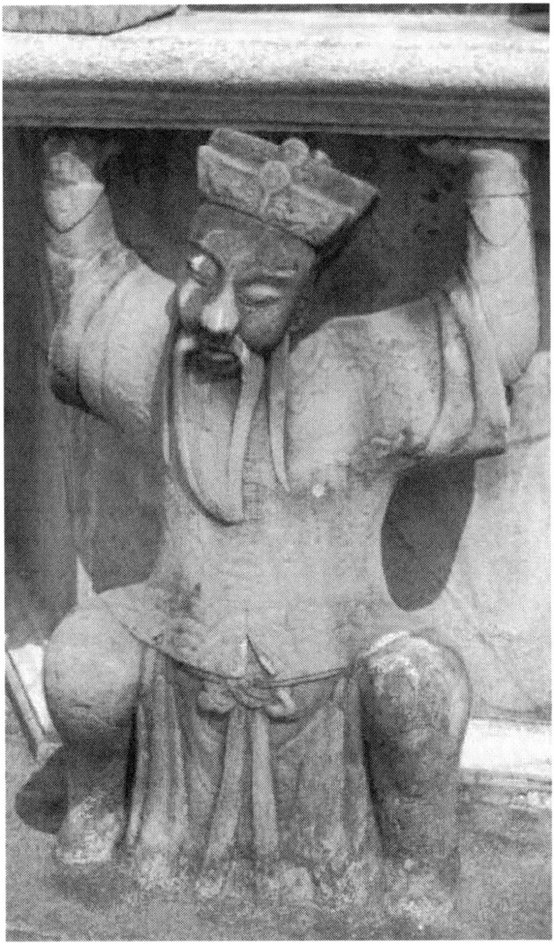

***

Vom
Scheitern und
wieder Aufstehen

Das Scheitern gehört zum Weg des Spirituellen Lichtkriegers immer dazu!
Ich bin schon tausende Male in meinem Leben gescheitert. Aber ein Meister ist der, der am meisten gescheitert ist, jedoch immer wieder aufstand.
Nur so wird man stark und wächst über sich hinaus. Schau dir Kinder an, wie oft sie hinfallen und weinen, aber immer wieder aufstehen und vorwärts gehen!

Doch ist ein Spiritueller Lichtkrieger wesentlich stärker als ein Kind und steht deshalb jedes Mal umso entschlossener wieder auf, wenn er in seinem Leben gefallen oder gescheitert ist.

Dieses Hinfallen und Scheitern macht einen Spirituellen Lichtkrieger demütig und ausdauernd und prüft ihn, ob er noch in falschem Selbstmitleid verfangen ist.

Erst wenn er nicht mehr aufstehen will, hat er sich und seinen Weg aufgegeben und sich dem Tod und Zerfall geweiht!

Deshalb steht er bis zum letzten Atemzug in seinem Leben immer wieder auf, auch wenn er noch so oft strauchelt und fällt!

Mancher wahre Meister stößt sogar seine Schüler gerade dann, wenn sie bereits straucheln, unkonzentriert, nicht gesammelt oder nicht geerdet sind, damit sie hinfallen.
Das klingt zwar hart. Aber nur so erkennen sie, dass sie bereits am Straucheln und Stolpern waren!
Danach reicht er ihnen jedoch wieder die Hand zur Unterstützung, damit sie aufstehen, weitergehen und gemeinsam über die vorherige Unbewusstheit lachen.

***

Vom Streben nach Perfektion

Der Weg des Spirituellen Lichtkriegers ist ein ständiges Streben nach Perfektion in all seinem Handeln wie auch geschehen lassen.

Der Spirituelle Lichtkrieger weiß aber auch, dass es im Leben nie möglich sein wird, absolute Perfektion zu erreichen.
Aber er wird ständig bemüht sein, sich diesem Ideal immer mehr anzunähern.

Durch sein Wissen, dass ihm absolute Perfektion aber nie gelingen wird, bleibt er bescheiden und demütig auf seinem Weg und ist dafür umso dankbarer, wenn in seltenen Momenten die absolute Perfektion plötzlich aufblitzt.

Dies geschieht meist gerade dann, wenn er sie nicht erwartet hat. So wie das Aufleuchten eines Regenbogens, der schon wieder vergangen ist, wenn man gerade erst erstaunt dessen Perfektion wahrgenommen und erkannt hat.

***

Von den eigenen Fehlern und Schwächen

Der gewöhnliche Mensch ist fast nie bereit, sich selbst oder anderen gegenüber seine Fehler, Schwächen und Nachlässigkeiten einzugestehen. Er wird immer die anderen oder die äußeren Umstände dafür verantwortlich machen und sich damit rechtfertigen, dass diese daran schuld seien.

Der wahre Spirituelle Lichtkrieger hingegen erlaubt sich nicht nur, in jedem Moment seines Lebens sich gnadenlos all seine Schwächen und Fehler einzugestehen, sondern sie sich auch genauestens anzuschauen und geistig darüber zu reflektieren, wo deren Ursachen zu suchen und wie sie entstanden sind.

Er geht sogar darüber hinaus und findet ihre Wurzeln in Situationen der Vergangenheit und Kindheit, wo diese in ihn eingepflanzt wurden, und reißt diese Wurzeln wie Unkraut aus seinem Geist und erlöst sie aus dem Morast des Unbewussten.

Deshalb ist er stolz darauf, dass er diese Schwächen erkennen, benennen und darüber reden kann, da es hierzu ein außerordentliches Maß an Ehrlichkeit, Mut und Wahrheitsliebe braucht.
Der Grund, warum ihm dies gelingt, ist einfach der, dass er sich nicht mit seinen Fehlern und Schwächen identifiziert und sich deshalb auch nicht schuldig für sie fühlt oder sie aus Scham verdecken und verstecken muss, wie gewöhnliche Menschen es tun.

Der Spirituelle Lichtkrieger weiß, dass er in Wahrheit nur der innere stille Beobachter all seiner Lebensprozesse ist. Im besten Fall ein reiner, wacher und bewusster Geist und nicht der Inhalt seiner Beobachtungen!
Schließlich hält er sich auch nicht für einen Misthaufen, obwohl er diesen beobachten und riechen kann.
Nur verwirrte und unbewusste Menschen verwechseln den Inhalt ihrer Beobachtungen mit dem Beobachter und identifizieren sich mit den beobachteten Objekten und Inhalten.

Der wahre Spirituelle Lichtkrieger macht zwar auch gelegentlich diesen Fehler. Aber sobald er ihn erkennt, räumt er den „Misthaufen" einfach lachend weg und benutzt ihn als Kompost für seinen „inneren Garten", um die „Blumen geistiger Klarheit, Wachheit und Losgelöstheit zu düngen".

***

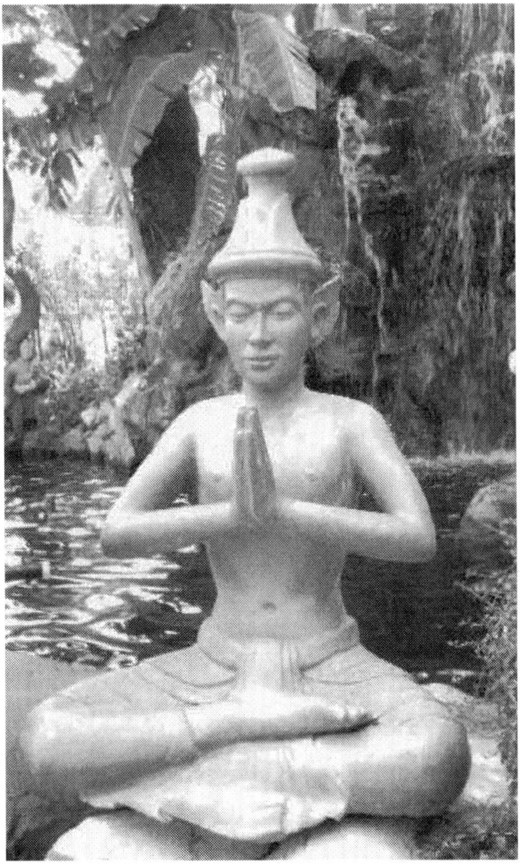

***

Von
Gott und Gebeten

Die modernen Menschen haben das richtige Beten verlernt und die Kraft eines wahren Gebetes vergessen. Und wenn sie doch beten, dann ist es meist nur ein hilfloses Jammern voller Selbstmitleid. Wenn nämlich ihr selbst verschuldetes Handeln sie in eine Sackgasse geführt und das Leben plötzlich ihre Arroganz und Selbstverliebtheit in den Dreck und den Schmutz ihres selbstverursachten Leides gestoßen hat.
Dabei wird aus Gott meistens kurzerhand ein „Ersatzpapa“ gemacht, dem man wie ein quengelndes Kleinkind und unersättliches Baby so lange jammernd und bittend am Rockzipfel hängt, bis er einem endlich seine Wünsche erfüllt.

Danach, wenn es ihnen besser geht, wollen die Menschen meistens nichts mehr von ihm wissen und sind eher sogar beleidigt, weil er ihnen nicht schon früher jederzeit alle Wünsche erfüllt und seine Wohltaten wie ein ständiges Füllhorn über sie ausgeschüttet hat.

Häufig wird das Göttliche auch noch wie ein überstrenger Vater gesehen, dessen Bestrafung jederzeit wie ein Damoklesschwert, das über einem schwebt, gefürchtet wird. Doch nur in den seltensten Fällen wird das Göttliche auch dann noch geliebt, geachtet und im Herzen bewahrt, wenn sich die eigene Lebenssituation wieder zum Positiven gewendet hat.

Deshalb nimmt in Kriegszeiten die Gläubigkeit und Religiosität der Menschen rapide zu, verblasst jedoch hingegen immer mehr in Friedenszeiten bis zur fast vollständigen Auflösung, wenn materielle Ziele wieder mehr in den Vordergrund gerückt und erreicht werden können.

Doch wie beschämend, egoistisch und berechnend sowie auch kaltherzig und lieblos ist eine solche Form von Religiosität und Beten und wird daher dem unfassbaren Mysterium des Lebens und der göttlichen Quelle dieses Universums überhaupt nicht gerecht!

Der wahre Spirituelle Lichtkrieger macht sich aus diesem Grund frei von allen religiösen Konditionierungen und Einschränkungen der Gesellschaft und sucht

seine ganz persönliche Beziehung und Verbindung zur göttlichen Quelle, bis er sie auch tatsächlich findet und erfährt.
Dazu braucht er keine Pfarrer und Priester als Mittelsmänner und auch nicht deren Erlaubnis oder Zustimmung!

Denn alleine die Reinheit seines Herzens und die Intensität seiner Sehnsucht entscheiden neben der Ernsthaftigkeit seiner Suche, wann ihm ein Gotteserlebnis geschenkt wird, wie dieser Kontakt zustande kommt und ob seine Gebete in Erfüllung gehen.

Unsere germanischen Vorfahren suchten den Kontakt zu den himmlischen Kräften immer im Freien in der Natur und legten dazu Heilige Haine an, in denen dieser Kontakt mühelos gelingen konnte. Sie fanden es irrwitzig und unfassbar, dass die Römer und andere Hochkulturen das Göttliche in ummauerten Räumen suchten, die von Menschenhand geschaffen wurden, statt in den natürlichen Tempeln von Mutter Natur.

Ein Spiritueller Lichtkrieger sucht deshalb so oft wie möglich die Verbindung zum Göttlichen in der Natur, um dort auf-

zutanken und diese Verbindung zu nähren und zu stärken.

Dabei wendet er sich im Gebet immer an die beiden Ur-Pole des Universums, die väterliche wie die mütterliche Quelle, und bringt ihnen als Erstes seinen Dank und Ehrerbietung dar.

Wenn er um etwas bittet, dann darum, dass ihm seine Schwächen, sein Vergessen und seine Selbstbezogenheit verziehen sein mögen und das Göttliche sich zunehmend zum Wohle aller Wesen in ihm ausbreiten und manifestieren möge.
Dass er sich würdig erweisen möge, Werkzeug und Diener des Göttlichen sein zu dürfen und dass durch ihn als Kanal Heilsames für alle Wesen geschehen möge.

Niemals bittet ein Spiritueller Lichtkrieger um eigene Vorteile oder materielle Geschenke für sich. Denn dies wäre nur ein berechnendes egozentrisches Vorgehen und das Verhalten eines Kleinkindes, das jeglicher Spiritualität und erwachsener Reife entbehrt.

Wenn er krank ist, bittet er für alle anderen Kranken. Wenn er einsam ist, für alle

Einsamen und wenn er verfolgt wird, für alle verfolgten Menschen.
Aber er vergisst sich dabei selbst und wächst dadurch über jegliche Selbstbezogenheit hinaus. Erst dann erlebt er wahre Wunder und die Kraft aufrichtiger, wahrhafter und mitfühlender Gebete!

***

Von der eigenen Verbindung zum Göttlichen

Alle früheren Naturvölker und Glaubensformen der Welt ehrten und beteten zum „Großen Geist", dem „Himmlischen Vater" oder wie immer man die göttliche Quelle in ihrem väterlichen Ausdruck benennen mochte.
Genauso wie zur „Göttlichen Mutter", der weiblichen Quelle des Universums, als deren körperliche Manifestation sie oft auch Mutter Erde selbst ansahen. Deshalb war ihnen die Erde heilig, genauso wie alles, was sich darauf befand, weil sie alles in der Natur als göttlich beseelte Wesen ansahen und erfuhren.

Erst die christliche Kirche schaffte es in ihrer unheiligen Allianz mit der Wissenschaft, diese umfassende Erfahrung von Heiligkeit allen Lebens zu zerstören und damit den Startschuss zu dessen Vernichtung und Ausbeutung sowie Versklavung aller Wesen zu geben.

Der wahre Spirituelle Lichtkrieger versucht daher vor allem, die gekappte Verbindung zur „Göttlichen Mutter“ sowie kosmischen Göttin und Mutter Erde wieder herzustellen und aufzubauen und insbesondere, die weiblichen und mütterlichen Qualitäten in sich zu entwickeln und zu leben.
Danach entfernt er in sich das überholte Vaterbild der katholischen Kirche von einem rachsüchtigen und strafenden Gott aus seinem Unterbewusstsein.
Stattdessen ehrt er den allumfassenden, mitfühlenden, ewig verzeihenden und alles durchdringenden Geist, der dieses Universum und alle Wesen erfüllt und durchweht.

So wird er auf seinem Weg vielen mütterlichen Wesenheiten begegnen, die ihn lieben, und den väterlichen Geist in allen Daseinsformen erkennen und ehren.

Ein Spiritueller Lichtkrieger folgt nicht den neuesten esoterischen Modetrends, wie z.B. sich nur noch mit Engeln und so genannten „Aufgestiegenen Meistern“zu beschäftigen, diese zu „channeln“ oder anzubeten. Denn allzu oft wird dabei die darüber stehende und dahinter liegende göttliche Quelle vergessen, der eigentlich die höchste Verehrung und spirituelle Zuwendung entgegengebracht werden sollte.

Ein Spiritueller Lichtkrieger fragt sich hingegen, warum er sich so lang mit „dem Gärtner" oder „dem Pförtner" eines paradiesischen Schlossgartens aufhalten soll, wenn er doch eigentlich zu einer Audienz beim „Himmlischen König" und seiner „Königin" eingeladen wurde und die Quelle des Lebens selbst auf ihn wartet.

Auch besteht ein beliebter Irrglaube der heutigen spirituellen Esoterik-Szene darin zu denken, man bräuchte nur „etwas geistig beim Universum bestellen" und schon würde es einem in den Schoß fallen. So als wäre die göttliche Quelle ein Bestellkatalog oder Internet-Shop...!
Dann gibt es wiederum die Szene, die meint, so pfiffig und clever zu sein, dass es nur die richtigen „Psycho-Techniken" und energetischen Tricks und Kniffe bräuchte, um alles „manifestieren zu können", was das Herz begehrt oder die materialistische Bequemlichkeit sich wünscht.
Und dass man ja spirituell schon so weit fortgeschritten wäre und deshalb Gott nicht mehr nötig hätte. Demut und Hingabe seien

ja nur etwas für die Schwachen, Alten und unaufgeklärten Vorgestrigen.

Doch immer wieder konnte ich beobachten, wie solchen Menschen innerhalb kürzester Zeit die Überheblichkeit und Selbstüberschätzung ihres Egos sowie ihr versteckter Materialismus vom Leben selbst widergespiegelt wurden und sie dann schneller, als ihnen lieb war, vor dem Scherbenhaufen ihrer Ich-Bezogenheit standen.

Wie umfassend und schön ist hingegen der Weg des Spirituellen Lichtkriegers in seiner Schlichtheit, Genügsamkeit, Demut und Hingabe an die göttliche Quelle, deren Führung, Inspiration, Schutz und Erfüllung ihm täglich zuteil werden.

Er fühlt sich in all seinen Handlungen wie ein Kind getragen, geborgen, geliebt und erfährt immer wieder, wie ganze Scharen von Lichtwesen ihn begleiten, seinen Weg ebnen und vorbereiten, auch wenn er ihre Namen weder kennt noch einzeln benennen kann.

Denn diese Lichtwesen folgen alle den Anweisungen des „Großen Geistes" und der „Göttlichen Mutter", als dessen Kind

sich der Spirituelle Lichtkrieger begreift und deren Willen zu erfüllen er in jedem Moment bemüht ist.
Nämlich alle Wesen glücklich zu sehen und mit ihnen in geschwisterlicher Liebe verbunden zu sein.

***

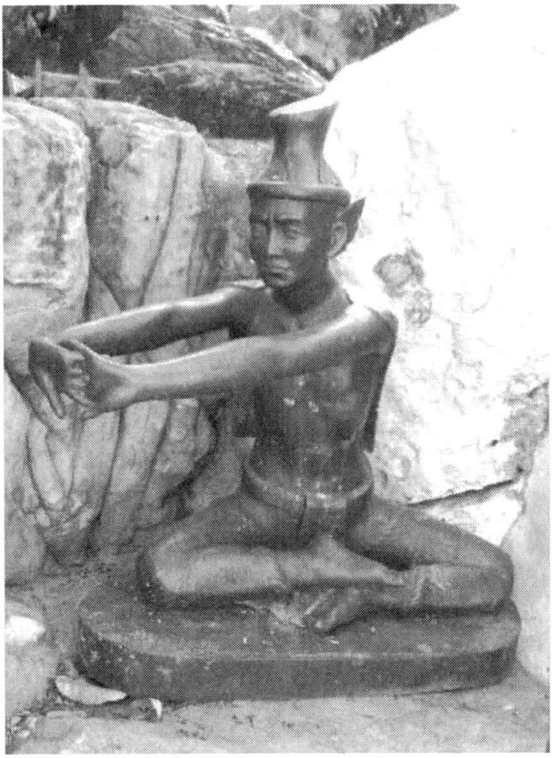

***

Vom Umgang mit Gegnern und Feinden

Ein spiritueller Lichtkrieger kennt immer das gegnerische Terrain bzw. erkundet es frühzeitig, um es abschätzen zu können. Deshalb ist er niemals überrascht, wenn unverhofft Angriffe gegen ihn erfolgen. So kann er immer gelassen und adäquat auf die jeweilige Situation reagieren, ohne von anderen überrumpelt zu werden.
Da er stets geübt und gut vorbereitet ist, weiß er sich deshalb in allen Situationen zu verteidigen und siegreich aus Auseinandersetzungen hervorzugehen.

Denn er kennt bereits im Voraus die Absichten seiner Gegner und Feinde, weil er in seinem Leben gelernt hat, die Menschen richtig einschätzen zu können. So kann er ihre unkontrollierten Reaktionen von Wut, Ärger, Missgunst, Neid, Macht und Gier frühzeitig erahnen und erkennen, noch bevor sie sich gegen ihn wenden.

Der Spirituelle Lichtkrieger betrachtet niemals andere Menschen als seine Feinde. Hingegen alles, was ihm draußen im Leben begegnet, als seine Gegner, die er lediglich als Übungspartner des Lebens betrachtet, um an der Reibung und Auseinandersetzung mit ihnen zu wachsen und zu reifen.

Deshalb lässt er ihnen gegenüber nie negative Gefühle zu und behandelt all seine Gegner wie auch ihm feindlich gesinnte Menschen als Freunde, indem er sie mit den liebenden Augen einer Mutter betrachtet, die nicht auf den Trotz und die Wut ihrer Kinder reagiert. Sondern er versteht es, sie mit sanften und verständnisvollen Worten aus ihren negativen Gefühlen herauszuführen.

Der Spirituelle Lichtkrieger versucht in Konflikten immer, für beide Seiten die bestmöglichen konstruktiven und heilsamen Lösungen zu finden, und fragt sich dabei, was für beide Seiten am heilsamsten ist.
Dazu wählt er ohne Weiteres auch unkonventionelle Lösungen und überrascht seine Gegner und Mitmenschen stets aufs Neue mit spontanen und unerwarteten Lösungsansätzen.

Ein Spiritueller Lichtkrieger hat gelernt, in jeglicher Situation zu improvisieren, und deshalb gibt es für ihn kein „es geht nicht" oder „ich kann nicht".
Stattdessen freut er sich sogar über knifflige und schwierige neue Herausforderungen in seinem Leben, an denen er wachsen, seinen Geist schulen und flexibel halten kann.
Er behält in allen Situationen immer den Überblick und hat ein Zeitgefühl, was wie lange brauchen wird.

Der Spirituelle Lichtkrieger hört ständig auf seine Intuition und inneres Bauchgefühl und ist deshalb jederzeit fähig, seine Pläne ohne Umschweife zu ändern und sein Handeln den jeweiligen Herausforderungen anzupassen.
Er begegnet seinen Mitmenschen, Gegnern oder Feinden niemals mit der Absicht, sie bekämpfen, unterdrücken und dominieren zu wollen!

Sein einziges Ziel ist es immer nur, seine Mitmenschen wie auch seine Feinde und Gegner dazu anzuregen und sie einzuladen, gemeinsam einen größeren Energieraum von gegenseitigem Verständnis und freundschaftlicher Verbundenheit zu betreten, in dem es kein Dominanzstreben, keinen Kampf und keine Gegnerschaft mehr gibt. Um dies zu erreichen, ist er notfalls auch bereit, seine wahre Größe und seine Fähigkeiten zu verbergen. Sich dem anderen gegenüber als klein, unscheinbar und unwissend zu zeigen, wenn der andere dies benötigt, um seine Feindseligkeiten einzustellen und sich nicht mehr minderwertig zu fühlen.

Denn Frieden entsteht automatisch, wenn sich zwei Menschen oder zwei gegnerische Parteien als gleichwertig empfinden und begegnen. Aggression und Angriffe kommen immer nur von jenen, die sich anderen gegenüber klein, unterdrückt und minderwertig fühlen.

Der Spirituelle Lichtkrieger weiß um diese Gesetzmäßigkeiten und begegnet deshalb allen Lebewesen, egal wie klein und schwach oder groß und mächtig sie sein mögen, immer auf Augenhöhe und reicht ihnen die Hand, um sie von da abzuholen, wo sie gerade stehen.

***

Vom Kämpfen und vom inneren Frieden

Ein Spiritueller Lichtkrieger übt sich in Friedenszeiten in allen Arten von ganzheitlichen Kampfkünsten, um ständig weiter über seine Begrenzungen hinaus zu wachsen, wach und klar zu bleiben und jederzeit handlungsbereit zu sein.

In Kriegszeiten hingegen vermeidet er den Kampf, meditiert und schickt lichte Energien der Heilung und des Friedens hinaus in die Welt, um der allgemeinen Zerstörung, Verwirrung und Angst entgegen zu wirken.
Auf diese Weise bleibt er im Gleichgewicht und sein innerer Friede spiegelt sich für ihn im äußeren Frieden, der ihn umgibt.

Der wahre Spirituelle Lichtkrieger ist deswegen immer bemüht, seinen inneren Frieden zu finden und zu bewahren, egal was um ihn herum passiert.
Er weiß, dass ihm nichts geschehen kann, wenn er innerlich immer mit der göttlichen Quelle kraftvoll verbunden ist, selbst wenn Atombomben um ihn herum fallen sollten.

Deshalb vermeidet er jeden körperlichen Kampf mit einem Gegner, wenn dieser Kampf ihm seinen inneren Frieden rauben würde.
Er weiß, dass ein solcher Kampf letztendlich ein verlorener Kampf wäre, selbst wenn er ihn gewinnen würde.
Denn die Wut und Rachsucht, das Gefühl von Erniedrigung und Hass seines unterlegenen Gegners würden ihn auf lange Zeit, vielleicht sogar über mehrere Leben, an ihn binden.

Dafür wird ein vermiedener Kampf immer ein gewonnener Kampf sein, wenn man es schafft, sich nicht in Provokationen, Aggressionen, Konfrontationen und Kämpfe hinein ziehen zu lassen.
Danach wird man jedes Mal von einem Gefühl des inneren Friedens und des Triumphs erfüllt sein, weil man sich nicht vom Gegner energetisch verstricken und vom eigenen Weg abbringen ließ.

Ein Spiritueller Lichtkrieger ist sich seiner inneren Größe und seiner inneren bestandenen Kämpfe bewusst und muss sich deshalb anderen gegenüber oder im Äußeren nicht beweisen.

Er sieht das mangelnde Selbstwertgefühl bei angriffslustigen Menschen mit ihrem provozierenden Verhalten als Schwäche hinter ihrer Maske.
So hat er Mitgefühl und Verständnis für ihr zwanghaft aggressives und letztendlich hilfloses Handeln, das in Wahrheit meist nur ein Schrei nach Zuwendung und Bestätigung ist.

***

Von der wahren Meisterschaft

In der heutigen Zeit will jeder Mensch gleich ein Herrscher und Meister in allen Bereichen sein, für die es eigentlich ein ganzes Leben braucht, um wirklich wahre Meisterschaft darin zu erlangen.

Der Spirituelle Lichtkrieger geht deshalb seinen Weg auf natürliche Weise in der richtigen Reihenfolge und ist zuallererst immer ein Lehrling des Lebens bei dem, was er übt und macht.

Die großen Meister zeichnen sich dadurch aus, dass sie sich diesen „Anfänger-Geist" ein Leben lang bewahrt haben und innerlich immer ein offenes und lernbereites Kind geblieben sind.
Auch wenn man schon gewisse Fortschritte erzielt hat, so sollte man sich bestenfalls als „Gesellen" ansehen, der noch weit von der Meisterschaft entfernt ist.
Denn Meisterschaft erwächst nur dann aus sich selbst heraus, wenn alle einschränkenden Theorien und Techniken so lange geübt und so weit verinnerlicht

wurden, dass man sie getrost los lassen und vergessen kann, weil man sie „im Traum“ beherrscht.
Erst dann können die eigentliche Genialität und göttliche Inspiration wie auch Intuition spontan und natürlich aus einem auf perfekte Weise heraus fließen, rein und makellos in vollkommener Harmonie und Schönheit.

Meisterschaft kann einem nicht von anderen Menschen verliehen oder zugesprochen werden. Nur man selbst weiß, wann man wirklich wahre Meisterschaft im Geistigen wie auch im äußeren Handeln erreicht haben wird.

Das wird dann sein, wenn man jegliche Furcht und Angst und vor allen Dingen seine latent schlummernde Todesangst los gelassen haben wird, genauso wie alle anderen inneren Anhaftungen und Begrenzungen.
Außerdem wenn man sich fortan in jedem Moment seines Lebens immer vollkommen im Hier und Jetzt befindet und der eigene Geist sich nicht mehr ständig mit Vergangenem oder Zukünftigem beschäftigt.

Doch dann wird nichts mehr im eigenen Inneren vorhanden sein, das sich selbst als Meister bezeichnet und betrachtet. Denn jegliche Identifikation wird sich aufgelöst haben und nur noch der „ewige Zeuge" in einem präsent sein.

Dafür tritt aber für jeden sichtbar und fühlbar das eigene göttliche Wesen deutlich hervor, das bis dahin noch hinter den Schleiern der Materie versteckt lag. Dies nennt man wahre Meisterschaft.

***

Von Mönchtum, Askese und wahrer Enthaltsamkeit

Der Spirituelle Lichtkrieger wählt auf seinem Weg auch ganz bewusst eine Zeit, um wie ein Mönch oder eine Nonne zu leben. Dabei übt er sich in dieser Phase in innerer wie äußerer Askese und Enthaltsamkeit bei allem, was er nicht dringend zum Überleben benötigt.
Dies wird ihm nicht nur helfen, seine Kräfte zu sammeln und sich bewusst zu machen, dass er in seinem Leben eigentlich auf alles Äußerliche verzichten kann, weil alles Wesentliche sich bereits in ihm befindet.
Das wird ihn auch den kleinsten Dingen gegenüber bewusst und dankbar werden lassen, die er vorher vielleicht für selbstverständlich gehalten hat.

So nutzt er diese Zeit der selbstgewählten Enthaltsamkeit, um sich in langen Meditationen, in denen er über sein bisheriges Leben reflektiert und Bilanz zieht, ganz klar darüber zu werden, was er

wirklich in seinem Leben erreichen will. Was ihm wirklich wichtig ist und wofür er zukünftig seine ganze Energie einsetzen und bündeln möchte.
Dabei macht er sein inneres Kind und sein göttliches Höheres Selbst zu seinen beiden wichtigsten Ratgebern.

In dieser Zeit des Mönchtums übt er sich auch ernsthaft in der Transformation seiner Sexualenergie und nutzt diese als Treibstoff für seine gesamte innere Entwicklung.

Dazu meditiert er in langen Phasen und konzentriert sich auf das „Dritte Auge", zieht seine Sexualkraft vom Steißbein die Wirbelsäule hoch bis zum Gehirn und verwandelt sie dabei in spirituelle Energie.

Auf diese Weise aktiviert er in kürzester Zeit seine potentiellen „übersinnlichen" und göttlichen Fähigkeiten und lernt, seine Sexualität zu beherrschen, anstatt dass sie ihn beherrscht.

So gibt ein Spiritueller Lichtkrieger auch schwierigen Phasen im Leben einen Sinn, in denen er vielleicht eingesperrt, handlungsunfähig oder ohne Partner und ganz allein auf sich gestellt ist, und wählt

sie als bewusste Übungsphasen seines Mönchtums.
Dadurch bleibt er immer auf seinem Weg und fühlt sich nie als Opfer der äußeren Umstände.

***

Vom Führen, Ergreifen von Chancen und Fällen von Entscheidungen

Auf dem Weg des Spirituellen Lichtkriegers kann es Zeiten geben, wo es notwendig erscheint oder die Umstände erfordern, als Anführer in einer Sache aufzutreten und diese Rolle einzunehmen.

Der wahre Spirituelle Lichtkrieger nimmt sie aber nur an, wenn er von den Menschen darum gebeten wird und es einer heilsamen Sache dient.
Nicht aber, um andere zu bekämpfen oder zu bekriegen, es sei denn, das Leben aller wäre unmittelbar bedroht oder gefährdet.

Als Anführer stellt er sich aber nicht arrogant über alle anderen und glaubt, etwas Besseres als diese zu sein, sondern ist sich der Ehre bewusst und was für eine Verantwortung es bedeutet, dass alle ihm ihr Vertrauen schenken.
Deshalb sieht sich ein wahrer Anführer als Diener von allen und versucht, wie eine

liebende Mutter allen gerecht zu werden und für alle gleichermaßen zu sorgen.

Zum Weg des Spirituellen Lichtkriegers gehört es, in Situationen, die man selbst nicht ändern kann, geduldig, gleichmütig und gelassen zu bleiben.
Umgekehrt aber auch, Chancen, göttliche Momente oder ungeahnte Möglichkeiten, die sich im Leben bieten, spontan zu erkennen, zu ergreifen und entschlossen beim Schopf zu packen.

Dafür ist die Bejahung des eigenen Lebens und Weges die absolute Voraussetzung sowie die Fähigkeit, ins Leben „hinein beißen" zu können, wenn es einem seine Früchte vor Augen hält und anbietet.
Den meisten Menschen fehlt aber dieser Biss. Hingegen führen oftmals Schüchternheit, Zurückhaltung, Scheu, Scham, Ängste oder Unsicherheit wie auch mangelnde Spontanität dazu, dass sie die meisten großartigen Momente und Chancen in ihrem Leben verpassen oder ungenutzt vorüber ziehen lassen.

Daher bereuen viele Menschen zum Zeitpunkt ihres Todes weniger die Dinge, die sie getan haben, als vielmehr die Chancen, die sie nicht genutzt haben und dass sie im Leben nicht mehr gewagt haben oder zu riskieren bereit waren!

Doch der Spirituelle Lichtkrieger weiß, dass die wirklich großen Chancen und herausragenden Momente einzigartig sind und sich im Leben vielleicht niemals wiederholen werden.

Oft fallen die Menschen auf falsche Versprechen, Lockangebote und vermeintliche Vorteile herein, die ihnen von unseriösen Leuten angeboten werden, und lassen sich von diesen ausnehmen in der Hoffnung auf einen späteren Lohn oder Vorteil, der aber nie eintreten wird.
Derlei Verlockungen durchschaut der Spirituelle Lichtkrieger. Es handelt sich nicht um wirkliche Geheimnisse des Lebens oder Chancen, die es zu ergreifen gilt. Man erkennt sie daran, dass sie einem allzu marktschreierisch angeboten und mit Nachdruck schmackhaft gemacht werden und außerdem meistens viel Geld kosten.

Die wahren großen Chancen, Möglichkeiten und Augenblicke erkennt aber nur der, dessen Geist leer, dessen Herz rein und dessen Seele zu lauschen bereit ist.

Ein solcher Mensch hört das Flüstern aus der Ewigkeit und spürt die zarte Sehnsucht seines Herzens, die sich in solch besonderen Momenten in ihm rührt.
Ohne nachzudenken und vollkommen überraschend für alle ergreift dann ein Spiritueller Lichtkrieger seine Chance und handelt so schnell und zielstrebig, dass es die umstehenden Menschen oft gar nicht bemerken.

Diese Fähigkeit entsteht erst nach langem und vielem Üben, vielen gemachten Fehlern und Erfahrungen und vielen Rückschlägen, nachdem das eigene Wollen abgestorben und dafür echte Weisheit in einem erwachsen ist.
Das erlaubt es einem, mit zielsicherem Instinkt zu handeln und sich dabei ganz und gar gewiss zu sein, das Richtige zu tun, weil keine Wolken mehr den klaren Himmel des Geistes bedecken.

Der Spirituelle Lichtkrieger schreitet immer möglichst konsequent, direkt, unmittelbar und so heilsam wie möglich für alle Wesen auf seinem Weg voran, ohne ausgetretenen Trampelpfaden von Traditionen, Normen und Verhaltensregeln zu folgen, wie es die breite Masse gewöhnlich zu tun pflegt.

Er gehorcht stattdessen anderen inneren Prioritäten außerhalb der Gesellschaftsnorm und hat hierzu sein eigenes inneres Gewissen und Weisheit des Herzens als höchsten Ehrenkodex zur Verfügung.
Deshalb ist er sich auch dessen bewusst, dass er nicht auf dieser Welt ist, um anderen Menschen ihre Erwartungen, die sie an ihn haben, zu erfüllen!
Sondern um seinen höchsten Idealen zu folgen und zu versuchen, den göttlichen Willen zum Wohle aller Wesen in jeder Situation bestmöglich zu leben und umzusetzen.

Andererseits ist dem Spirituellen Lichtkrieger aber auch klar, dass die anderen Menschen ebenfalls nicht dazu da sind, um seine eigenen Erwartungen zu erfüllen und zu befriedigen.
Deshalb macht er sich frei, stark und unabhängig von menschlichen wie auch materiellen Abhängigkeiten.

***

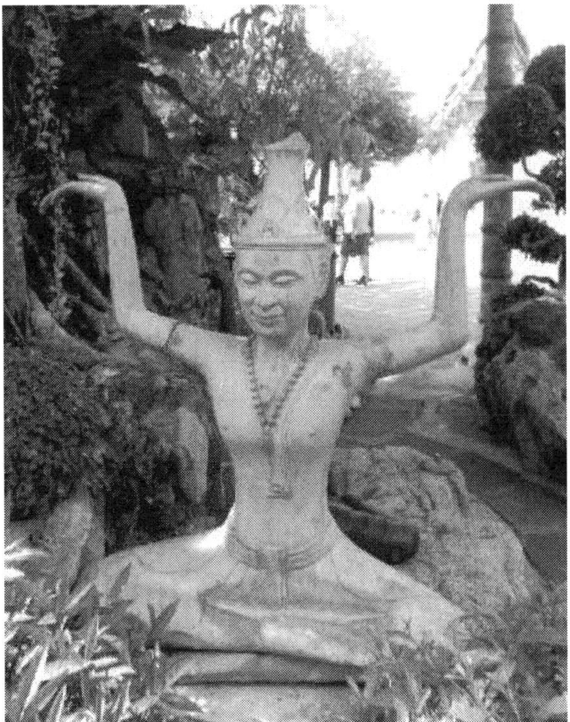

***

Von der inneren Zufriedenheit und der göttlichen Gnade

Viele Menschen verhalten sich so, als ob sie glauben würden, dass die Welt, andere oder sogar Gott selbst ihnen etwas schuldig wären und in ihrer Pflicht stehen würden.
Solche Menschen sind nie zufrieden oder dankbar, egal was man für sie tut. Weil sie immer nur den Mangel und die innere Leere sehen und fühlen, die ihr Innerstes ausmacht.

Nicht so der Spirituelle Lichtkrieger! Er ist mit allem in seinem Leben zufrieden, betrachtet alles, was er im Leben erhält, als Geschenk, auch wenn er hart dafür arbeiten musste, und ist für jede Kleinigkeit dankbar, die er vom Leben erhält.

Für einen Spirituellen Lichtkrieger ist nichts selbstverständlich und er nimmt nichts als gegeben an!
Er hinterfragt alles und überprüft auch immer wieder sein Innerstes, um nicht

instinktiv oder unbewusst auf unheilsame Weise zu handeln oder oberflächlich zu werden.

Der Spirituelle Lichtkrieger weiß darum, dass alles von Wert im Leben hart erarbeitet und verdient werden muss, egal ob es sich um innere oder äußere Werte handelt. Nur so wird es von Bestand und Dauer sein!
Was einem plötzlich zufällt, verschwindet auch meistens genauso schlagartig wieder aus dem Leben.
Um aber im Leben dauerhaft gesegnet zu sein und damit das Glück auch eine Zeitlang Bestand hat bzw. einem Großes gelingt, braucht es darüber hinaus das, was man die göttliche Gnade nennt.

Man kann nämlich noch so hart für etwas arbeiten, es noch so sehr wollen und alles Menschenmögliche tun, um es zu erreichen. Trotzdem wird es nur dann von Dauer sein und und einen glücklich machen, wenn man es sich auf der einen Seite redlich verdient hat und auf der anderen Seite die göttliche Gnade hinzukommt. Diese lässt es nämlich erst geschehen, manifestieren und zum perfekten Zeitpunkt dann auch entstehen.

Ein Spiritueller Lichtkrieger, dessen Herz rein und dessen Absichten rechtschaffen sind, erkennt in allem die göttliche Gnade und spürt, dass sie in allem, was ihm geschieht und bei all seinen Vorhaben, ihren Segen auf ihn und seine Handlungen verströmen lässt.

***

Vom Tod und von der Kunst des Sterbens

Ein Spiritueller Lichtkrieger ist sich jederzeit bewusst, dass alle Lebewesen unsterbliche Seelen sind und ihre jeweiligen körperlichen Hüllen nur dazu dienen, unterschiedlichste Erfahrungen im Laufe unendlich vieler Wiedergeburten zu sammeln.
Deshalb klammert er sich weder an seine eigene körperliche Hülle noch hat er Angst davor, diese eines Tages wieder los zu lassen, wenn er sie als Fahrzeug seiner Seele nicht mehr benötigt.

Der wahre Spirituelle Lichtkrieger rechnet ständig mit seinem Tod, da er weiß, dass dieser ihn jederzeit ereilen kann, und schaut ihm deshalb gelassen entgegen.
Dies macht einen wahren Meister aus!

Er ist sich im Klaren darüber, dass sein Tod unaufhaltsam auf ihn zurast! So hat er keine Angst mehr vor seinem Tod, da er bereits als „Ich“ schon längst gestorben ist und einer größeren Realität in sich, nämlich dem göttlichen Licht und dem

Geist des Universums, Platz gemacht und seinen inneren Raum dafür frei gegeben hat.

Doch ein Spiritueller Lichtkrieger ist sich gewiss, dass sein endgültiger physischer Tod erst dann eintreten wird, wenn seine Aufgabe und sein göttliches Vorhaben in diesem Leben abgeschlossen und vollendet sind.
Außer er hegt tief in sich eine starke Todessehnsucht, weil er sich bereits aufgegeben hat oder sein ertragenes Leid ihm als zu groß erscheint, um weiterleben zu können.
Dann wird sich dieser Todestrieb durch eine Krankheit oder Unfall manifestieren, um diesem inneren unterbewussten Befehl des Geistes Folge zu leisten.
Streng genommen ist es aber eine Form von Selbstmord, wenn man den Todessehnsüchten in seinem Geist und solchen Gefühlen Raum gibt.
Der Spirituelle Lichtkrieger beobachtet sie stattdessen ganz genau, wenn sie in ihm auftauchen, löst sie auf, heilt sie und schmiedet sie in seinem Geist um zu einem noch stärkeren Lebenswillen.
Denn Selbstmord kommt für ihn niemals in Frage, egal welch schwere Last ihm das Leben aufbürdet. Weil er weiß, dass

aufgeben wollen in Wahrheit immer nur eine getarnte Form von Selbstmitleid und Feigheit gegenüber dem Leben wären.

Es zeugt zwar von Tapferkeit, wenn man den Tod nicht fürchtet und bereit ist, sein Leben für eine heilige Sache oder zur Rettung anderer Wesen hinzugeben.
Aber die größte Tapferkeit besteht darin, trotz allen erlittenen Leides weiter zu leben und für seine Ideale einzustehen und zu kämpfen. Gerade wenn das Leben sich noch schrecklicher als der Tod zeigt und der Tod eine Erlösung wäre.

Irgendwann, spätestens am Ende seines Lebens, erkennt der Spirituelle Lichtkrieger, dass alles in seinem Leben perfekt war und gerade die größten Schicksalsschläge ihn haben reifen und über sich selbst hinaus wachsen lassen!
So schaut er dankbar auf alles Erlebte zurück und erkennt die göttliche Weisheit und Gnade, die allen leidvollen Erfahrungen innewohnten. Dabei erkennt er, dass sein erlebtes Leid vielleicht sogar das größte Geschenk in seinem Leben war, ohne das er nicht zu dem geworden wäre, was er ist.

Der Spirituelle Lichtkrieger ist sich seines bevorstehenden Todes ständig bewusst und vergeudet deshalb niemals seine kostbare Lebenszeit und lässt sie sich auch nicht von anderen Menschen rauben oder zerstören! Er widmet seine Zeit deshalb nur den Wesen und Menschen, die es zu schätzen wissen und dankbar dafür sind.

Nur wer schon ein Mal im Leben gestorben ist oder dem Tod sehr nahe kam, weiß das Leben erst voll und ganz zu würdigen und aus voller Kraft zu leben.

Der wahre Spirituelle Lichtkrieger macht deswegen den Tod zu seinem ständigen Verbündeten, der ihn immer wieder wachrüttelt und dazu ermahnt, in jedem Augenblick vollkommen bewusst, klar und absichtslos zu sein und immer alles zu geben und hundertprozentig zu leben, unabhängig davon, was man gerade tut.

Alles wird zu einer heiligen Handlung durch das Bewusstsein, dass es gerade jetzt zum letzten Mal im Leben stattfinden könnte! Nur so ist er fähig, alles zu geben und immer wieder seine selbst gesteckten Grenzen zu überschreiten!

Die Beschäftigung mit dem Tod wird ihn ständig daran erinnern, sich auf das Wesentliche in seinem Leben zu konzentrieren und sich nicht mit unnötigen Belangen zu verzetteln oder zu verlieren. Sondern auf seiner „Seelenspur“ zu bleiben und mit allem Bemühen die Erfüllung seiner Vision voran zu bringen.

Ein Spiritueller Lichtkrieger schließt deshalb mit dem Tod einen Pakt, dass dieser ihn immer wieder „in den Hintern treten mag“, wenn man faul und nachlässig auf seinem Weg werden sollte. Andererseits vereinbart er mit ihm, dass er ihn erst abholen wird, wenn die eigene Aufgabe erfüllt und man dazu bereit ist.
Auf diese Weise wird all sein Handeln aus einem tiefen Frieden heraus geschehen und wird er Großes vollbringen können, weil seine Todesangst ausgelöscht ist.

So ist er jederzeit für den Übergang bereit, ihn gelassen, klar, liebevoll und voller Vertrauen zu gehen, wenn der Zeitpunkt gekommen ist.

Ein wahrhaftiger Spiritueller Lichtkrieger spürt, wann der Zeitpunkt des Todes näher rückt und bereitet sich deshalb sein ganzes Leben lang darauf vor.

Er verschenkt alles an Wert schon rechtzeitig zu Lebzeiten, wenn er sich noch im Vollbesitz seiner geistigen Kräfte befindet, und wartet nicht, bis seine Erben sich nach seinem Tod darum streiten.
Auf diese Weise kann er sowohl erleben, in dankbare Augen zu schauen, als auch dem Prinzip von natürlichem Ausgleich gerecht werden, das er immer versucht hat zu leben.
Denn nackt und ohne Besitz ist er in die Welt gekommen und nackt wird er wieder aus ihr heraus treten.

Auch schenkt er damit dem Leben zurück, was es ihm geschenkt hat, und macht Platz, um in einem neuen Leben neue Geschenke zu erhalten und empfangen zu können.
Dabei wird ihm noch einmal all der Reichtum seines Lebens bewusst und entsteht unendliche Dankbarkeit in seinem Herzen.

Der Spirituelle Lichtkrieger erlaubt sich, im Leben immer wieder bewusst zu sterben, am besten jeden Tag und in jedem Augenblick.

Dann wird der Moment des Todes seinen Schrecken verloren haben und er ihn als Neugeburt und größtes Geschenk erfahren.

Darum lässt er jeden Tag auf diese Weise folgende Anteile von sich bereitwillig absterben, bevor sie wie Äpfel am Baum verfaulen, die nicht herab fallen wollen:

Ansichten, Prinzipien, Standpunkte, Glaubenssätze, Vorlieben, Selbstbilder, Reaktionsmuster, Wünsche, Widerstände, Ablehnungen, Verurteilungen, Ängste, Zweifel, Neid, Eifersucht, Trägheit, Hochnäsigkeit, Stolz, Selbstverliebtheit, angehäuftes Wissen, unterbewusste Konditionierungen usw.

All dies sind solche Äpfel, die er täglich absterben und fallen lassen sollte, damit sie nicht an seinem Baum des Lebens hängen bleiben und mit ihrer Last seine Äste beschweren, bis sie brechen.

***

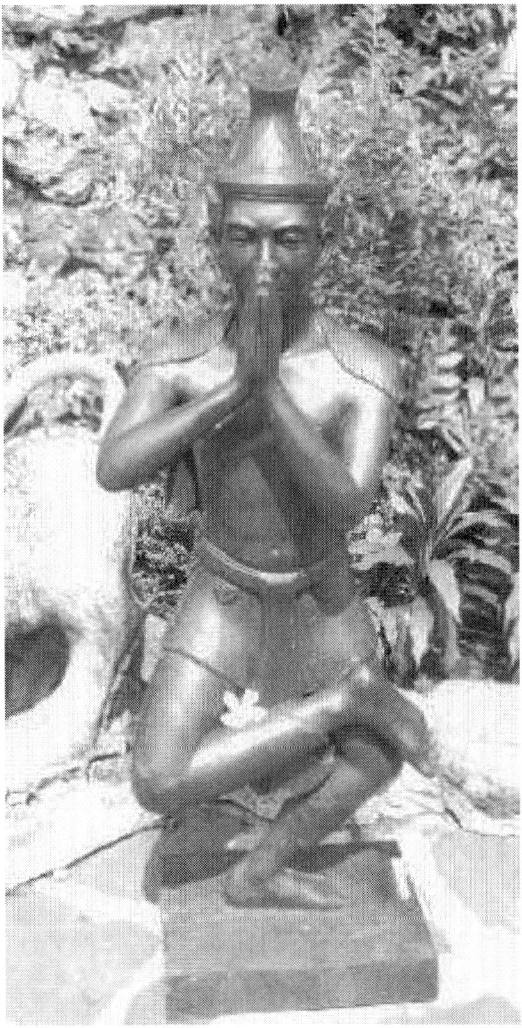

***

Vom letzten „Heiligen Tanz" im Leben

Wie wilde und frei lebende Tiere spürt auch der Spirituelle Lichtkrieger das Herannahen seines Todes und dass nun der Zeitpunkt seiner Geburt in ein neues Leben gekommen ist.
Um dies zu feiern und das gelebte Leben zu ehren, legt er deshalb ein letztes Mal seine festlichsten Kleider an, geht in die Natur, tanzt seinen letzten Tanz und singt dabei dem Leben sein letztes Lied.
Dieser letzte Tanz kann auch eine heroische Tat, ein letztes aufopferndes Dienen oder ein letzter Besuch eines geliebten Platzes, Tieres oder Menschen sein.

Egal wie dieser letzte Tanz auch aussehen mag. Ein Spiritueller Lichtkrieger „tanzt" ihn voller Zärtlichkeit, Schönheit, Natürlichkeit und konzentrierter Sammlung und Dankbarkeit im Bewusstsein, dass dieser Moment einmalig ist und dies sein letzter Tanz sein wird!
Wenn ihm dies körperlich nicht mehr möglich ist, dann zelebriert er es in seinem

Geist mit derselben Intensität. Aber er würdigt das Leben abschließend durch diesen letzten Tanz!

Der wahre Spirituelle Lichtkrieger tritt seinem herannahenden Tod nicht nur gelassen entgegen, sondern heißt ihn auch als alten Freund und Verbündeten herzlich willkommen.
Deshalb freut er sich, wenn er ihn nahen fühlt, da er sicher ist, dass er zum perfekten Zeitpunkt kommt und damit signalisiert, dass die eigene Lebensaufgabe vollbracht ist und der Kreis des Lebens sich nun schließt und stimmig vollendet ist.

Der Spirituelle Lichtkrieger weiß, dass es nun im Augenblick seines Todes absolut darauf ankommt, worauf er seinen Geist ausrichtet und seine Gedanken und Gefühle lenkt.
Denn sie bestimmen während des Übergangs die Richtung, wohin seine Reise gehen wird und wie seine nächste Wiedergeburt verlaufen wird.
Deshalb gibt er Ängsten, Zweifeln, Bedauern, Wünschen, Bereuen und Sehnsüchten in sich keinen Raum und Platz!

Sondern konzentriert sich voll und ganz auf seinen höchsten göttlichen Seinszustand als reines Licht und Einheits-Bewusstsein!
Er nimmt bzw. erbittet sich von seinem Verbündeten, dem Tod, die Zeit, um sein Leben noch einmal im Geist vorbei ziehen zu lassen und sich beim Leben und der göttlichen Quelle für alles Erlebte zu bedanken, unabhängig davon ob es angenehm oder schmerzhaft, schön oder hässlich war!
Schließlich hat all dies ihn zu dem geformt, was ihn ausmacht!

Als Letztes bittet er die göttliche Quelle, den himmlischen Vater und die kosmische Mutter, sich aller leidenden Wesen anzunehmen, und schickt sein Licht und seine Liebe in alle Himmelsrichtungen zu ihnen.
Dabei konzentriert er sich abschließend mit aller Kraft auf seinen inneren Regenbogen und lässt ihn zum letzten Mal als Zeichen des Göttlichen und Unbenennbaren für alle Wesen aufleuchten, bevor er aus eigener Kraft die Tür zur Unendlichkeit aufstößt, seine Fesseln abwirft und sich voller Freude auf eine noch größere Reise und Abenteuer begibt!

Die folgenden leeren weißen Seiten sind für den Spirituellen Lichtkrieger in dir vorbehalten und reserviert.

Meditiere auf diese leeren Seiten, schaue sie dabei an und lass deinen Geist ebenso leer, rein und weiß wie diese Blätter werden und alle Gedanken und Bewusstseinsinhalte wie Wolken vor einem klaren strahlend blauen Himmel davon ziehen.
Dann tauche nach einer Weile tief in deinen Geist ein und finde den Spirituellen Lichtkrieger in dir und nimm Kontakt mit ihm auf.
Erinnere dich an frühere Inkarnationen von dir und lass Bilder und Erinnerungen von dir als ehemaligem Krieger im Bewusstsein auftauchen.

Was waren deine damaligen Erfahrungen und Beschlüsse? Was deine Weisheiten?
Was würde der Spirituelle Lichtkrieger in dir auf diese leeren weißen Seiten schreiben als seine tiefste und innerste Weisheit und Erkenntnis?
Begib dich dazu auf deine höchste Bewusstseinsebene, noch über die Welt der Gedanken und Ideen, und lass dein Höheres Selbst, diesen Lichtstrahl der göttlichen Ur-Sonne, dir die wichtigsten

Botschaften diktieren, die für deinen zukünftigen Weg als Spiritueller Lichtkrieger wichtig und heilig sind und niemals vergessen werden sollen!

Mache dir ab jetzt bewusst, dass all die tausende Spirituellen Lichtkrieger, die vor dir diesen Weg gegangen sind, voller Liebe auf dich herab schauen und dir ständig ihren Segen und ihr Wohlwollen schenken, auf dass du deinen eigenen Weg des Spirituellen Lichtkriegers in Weisheit, Liebe, Kraft und Schönheit gehen mögest!

Meine persönlichen Weisheiten und Ideale als Spiritueller Lichtkrieger:

***

Nachwort

Es war der letzte Urlaubstag einer zweiwöchigen Herbstreise nach Teneriffa, innerhalb derer ich mir zusammen mit meiner Frau vorgenommen hatte, dieses Buch vollständig zu lektorieren und endgültig fertig zu stellen.
Tatsächlich war uns dies vom Timing her exakt gelungen und zufrieden darüber und voller Energie saß ich bereits um sechs Uhr morgens hellwach da und ging noch einmal alles kurz in meinem Geist durch.

Dabei überkam mich ein tiefes Gefühl von Dankbarkeit gegenüber dem Leben und dessen Intensität und Fülle, die ich immer wieder hatte erfahren dürfen.
Kurzerhand beschloss ich, eine kleine Meditation durchzuführen und meine Liebe und diese Dankbarkeit hinaus in die Welt zu strahlen.
Dazu schob ich die schweren Vorhänge vor den Balkontüren zur Seite, sodass ich geradewegs auf das nur wenige Meter entfernt liegende Meer schauen konnte.

Ich schloss die Augen und während der nächsten Minuten ließ ich meine Berührtheit und Dankbarkeit geradewegs hinaus bis in die Unendlichkeit fließen.

Am Ende verbeugte ich mich vor dem Leben und seinem allumfassenden göttlichen Bewusstsein, öffnete wieder meine Augen und richtete mich auf.

Doch in den nächsten Minuten konnte ich kaum fassen, was ich vor mir sah. Erst vor wenigen Sekunden war es wie eine Antwort aus den himmlischen Sphären erschienen:
Unmittelbar vor mir war urplötzlich ein fast senkrechter Regenbogen entstanden, der scheinbar aus dem Meer auftauchte, in der einzigen Wolke am Himmel endete und diese beiden zu verbinden schien.
Ein schöneres Zeichen des Himmels als dieses hätte ich mir nicht wünschen können.

***

Kontakt

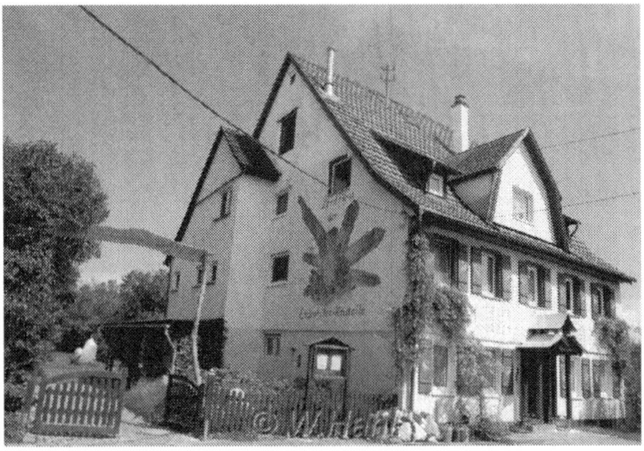

Zentrum der Erdenhüter-Kristalle

Anschrift:
Vogelhof 2 , D - 89584 Ehingen (Donau)

Telefon / Fax:
+49(0)7386-396

E-Mail:
zentrum@erdenhueter-kristalle.de

Website:
www.erdenhueter-kristalle.de

Facebook:
https://de-de.facebook.com/erdenhueterkristalle/

***

Weitere Bücher und Meditations-CDs des bekannten Erdheilers und spirituellen Lehrers Wolfgang Hahl

Schutzsteine

Negative Energien wirkungsvoll abwehren

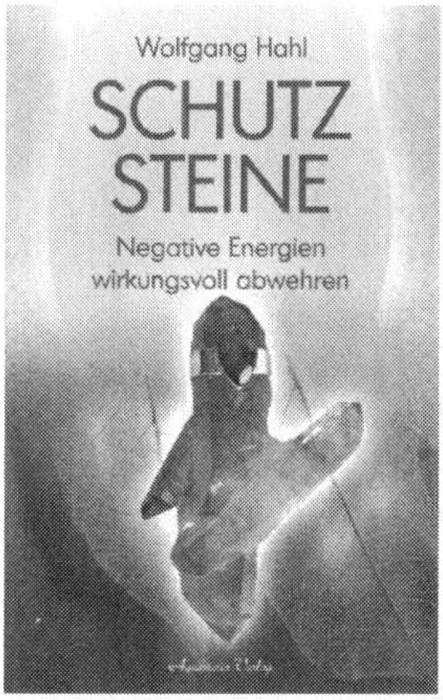

***Taschenbuch**, ca. 139 Seiten,*

ISBN: 978-3-89427-544-0

Der praktische Ratgeber für alle Fragen, Belange und Alltagsprobleme unterschiedlichster Art zum Thema Schutz und Abwehr negativer Energien. Neben detaillierten praktischen Vorschlägen, der Erläuterung der jeweils wirksamsten Schutz- und Heilsteine werden darüber hinaus zu jedem Kapitel zusätzlich auch noch passende und energetisch wirksame Kurz-Meditationen vorgeschlagen und angeleitet.

Die Steinkreise der Erdenhüter-Kristalle

Erdheilung und Bewusstseins-Transformation mit den Giganten aus Licht und Stein

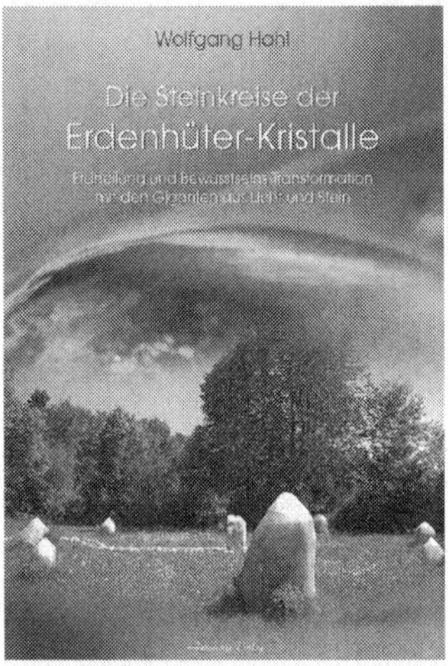

Großformatiger Bildband*, ca. 250 Seiten,*

ISBN 978-3-89427-510-5

Mit spektakulären Kristall-Fotos schildert W. Hahl einfühlsam aus spiritueller wie auch wissenschaftlicher Sicht die Entstehung und Wirkungsweise der von ihm seit Beginn des neuen Jahrtausends aufgebauten Steinkreise und Kraftplätze mit den teils größten Kristallen der Welt und wie er dabei unglaublich deutlich auf ganz konkrete Art und Weise jedes Mal vom Bewusstsein unseres Planeten geführt wurde.

Durch das Lesen dieses Buches wird man nicht nur einen persönlichen Zugang zum Wesen von Mutter Erde gefunden haben, sondern auch die Welt der Kristalle mit ganz anderen Augen sehen lernen.

Heilender Schmuck

Die kraftvollsten Heilsteine und die wichtigsten Energiegesetze beim Tragen von Schmuck

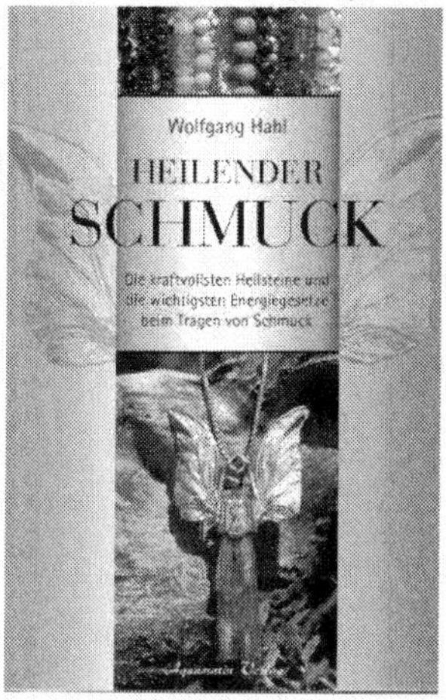

***Taschenbuch**, 160 Seiten,*
ISBN: 978-3-89427-500-6

Den wenigsten Menschen ist bekannt, dass Schmuck mit echten Mineralien und Edelsteinen nicht nur zur Dekoration dient, sondern darüber hinaus auch eine konkrete Heilwirkung durch die Aktivierung der Selbstheilungskräfte bewirken kann. Voraussetzung hierzu ist allerdings die richtige spezifische Anwendung der jeweiligen Schmuckstücke wie auch die Kenntnis der zugrunde liegenden feinstofflichen Energiegesetze unseres Körpers.
Diese werden in diesem Buch auf faszinierende Weise leicht für jedermann verständlich erläutert. Ergänzend finden sich zahlreiche Farbtafeln unterschiedlichster Schmuckbeispiele, die der Autor zum Großteil selbst entwarf und hierzu seltenste, energetisch passende Kristalle und Edelsteine zur Verfügung stellte.

Amrith & Od

Die Erdenhüter-Kristall-Elixiere von Wolfgang Hahl

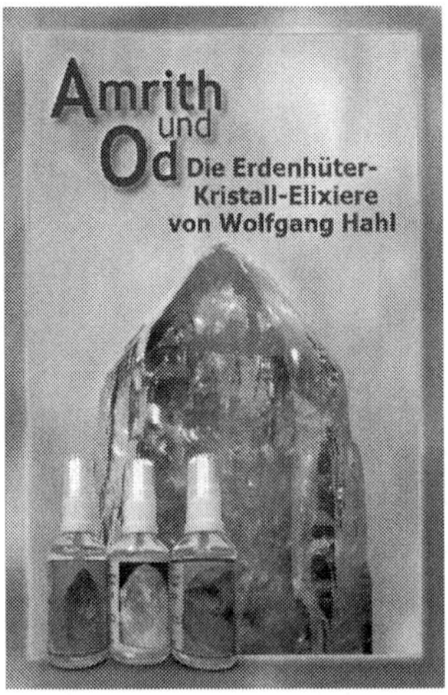

Taschenbuch*, durchgehend farblich illustriert,*
163 Seiten, ISBN 978-3-00-054527-6

Hinweis*: Taschenbuch und Elixiere können direkt vom* ***Zentrum der Erdenhüter-Kristalle*** *bezogen werden.*

Nach jahrzehntelanger Forschung, Entwicklung sowie spiritueller Arbeit mit Hunderten einzigartiger und weltweit seltenster Erdenhüter-Kristalle ist es dem Autor gelungen, 15 hochwirksame Basis- und Meister-Elixiere mit enorm hoher spiritueller Schwingung sowie gleichzeitig intensivster energetischer Wirkung zu kreieren. In diesem durchgehend farbigen Taschenbuch finden sich neben vielen Fotos von Erdenhüter-Kristallen alle wissenswerten Informationen rund um die Elixiere sowie jede Menge unterschiedlichster Anwendungsvorschläge, die es für Laien wie auch gleichermaßen professioneller Heiler und Therapeuten zu einem unverzichtbaren Nachschlagewerk machen.

Der weiße Wolf im Hotelzimmer

Tierbegegnungen der besonderen Art

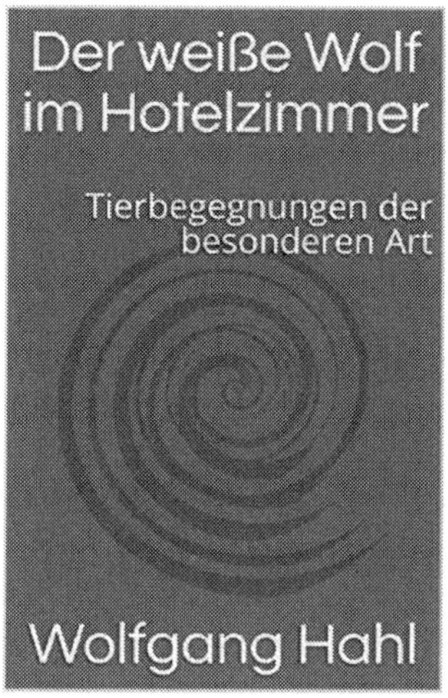

***Taschenbuch**, 238 Seiten,*
ISBN: 978-3-00-057526-6
***eBook:** Format KindleEdition, ASIN: B0755D2DNH*

In diesem ganz persönlichen Buch erzählt W. Hahl seine berührendsten, unglaublichsten wie auch „verrücktesten" Tierbegegnungen seines bisherigen bewegten und abenteuerlichen Lebens und nimmt einen mit auf eine Reise in unterschiedlichste Länder und Erdteile, wie z.B. zur Begegnung mit einem weißen Wolfs in einem Amsterdamer Hotel, zu den Kobras eines indischen Schlangenbeschwörers bis hin zu nachdenklich stimmenden Tierbegegnungen, die einen Einblick in tiefe spirituelle Zusammenhänge unseres Seins und unsere innige Seelenverbindung zu Tieren erlauben.
Ein überaus packendes und kurzweiliges Leseabenteuer der ganz besonderen Art, das beim Lesen die ganze Bandbreite menschlicher Emotionen hervorruft und mitempfinden lässt.

KRISTALL-KI-DO®

Die neue Energie- und Heilkunst des 3. Jahrtausends

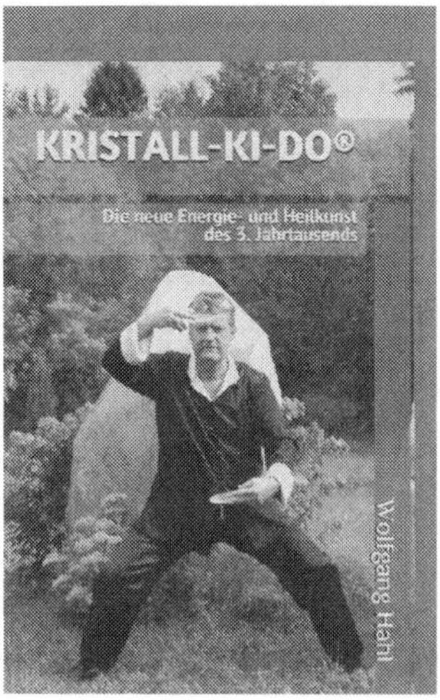

***Taschenbuch**, 204 Seiten, ISBN: 978-1717753786*
***eBook:** Format KindleEdition, ASIN: B07H8S4T8L*

Nach jahrzehntelangem Wirken als erfolgreicher Heiler und spiritueller Lehrer gelang es W. Hahl durch seinen immensen Erfahrungsschatz, nun die vollkommen neue Energie- und Heilkunst des KRISTALL-KI-DO® zu entwickeln, die weit über alles bisher Bekannte hinaus geht.

Auf virtuose Weise verbindet sie nicht nur die besten und stärksten Techniken aus Qi Gong, Geistigem Heilen, fernöstlichen Bewegungskünsten, Kristall- und Heilstein-Therapien bis hin zu energetischen Erdheilungs-Methoden. Sondern beinhaltet darüber hinaus auch neuartige und unbekannte Energietechniken, hochwirksame Behandlungsmethoden sowie spirituelle Selbstverwirklichungs-Praktiken, die weltweit ein Novum darstellen und in diesem Buch erstmalig ausführlich und detailliert beschrieben werden.

Einzigartige Meditations-Anleitungen auf CD

- von W. Hahl persönlich gesprochen -

Nachdem tausende begeisterte Seminarteilnehmer von W. Hahl ihn immer wieder um von ihm gesprochene Meditationsanleitungen baten, entstanden folgende 12 CDs als Favoriten der schönsten, stärksten und intensivsten Meditationen von ihm.

Sie zeichnen sich in ihrer Besonderheit nicht nur dadurch aus, dass die volle CD-Zeitkapazität mit teilweise bis zu 3 unterschiedlichsten Meditationen ausgefüllt wurde, jeweils spezifische Kristalle und Heilsteine eingangs zur Verstärkung der Meditationen empfohlen werden, sondern alle Meditationen auch mit selbst komponierter einfühlsamer Meditations-Musik unterlegt wurden.

Sämtliche Meditations-CDs wurden mit modernster Aufnahmetechnik im Tempelraum des Zentrum der Erdenhüter-Kristalle aufgenommen. Von spirituellen Musikern virtuos gespielte Meditations-Musik, mit zum Großteil echten akustischen Instrumenten, die jeden tief berührt und die Meditationen dadurch noch stärker erfahrbar und wirksam machen.

Die Meditations-Anleitungen sind für den wiederholten Gebrauch und Anwendung konzipiert. Damit wirken sie sich jeweils dauerhaft positiv als Motor und kraftvolle Unterstützung für den persönlichen spirituellen Weg wie auch die eigene Heilwerdung aus.
Äußerst günstiges Preis-Leistungs-Verhältnis durch die volle Nutzung der CD-Laufzeit von jeweils fast 80 Minuten Gesamtlänge sowie großzügiger Preisrabatte.

Selbstheilungs-Meditationen – Teil 1

Die schönsten und stärksten Selbstheilungs-Meditationen des bekannten Meditationslehrers Wolfgang Hahl (total 79:21)

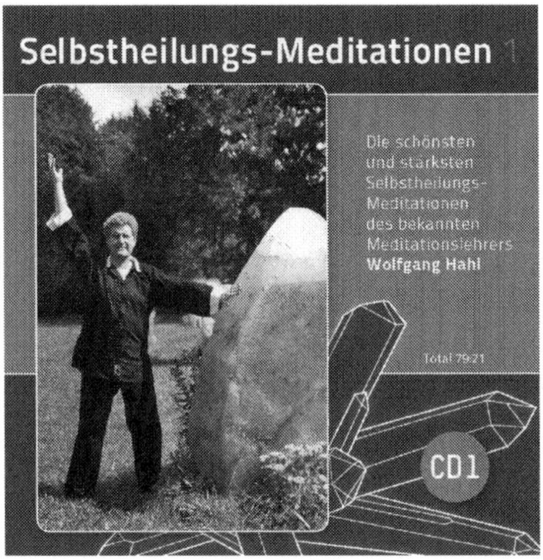

Drei grundlegende Basis-Meditationen und Übungen im Stehen, Sitzen und Liegen von jeweils ca. 25 Minuten, die das Beste aus Qi-Gong und Geistigem Heilen kombinieren.

Ideal zur gesundheitlichen Regeneration und Stärkung der Selbstheilungskräfte. Essenzielle und wichtige Grundübungen zur Aktivierung der eigenen feinstofflichen Körper und Energien. Intensive positive und spürbare Wirkung bei jeder einzelnen Meditation, die unabhängig voneinander je nach Möglichkeiten im Liegen, Sitzen oder Stehen ausgeführt werden können.

Selbstheilungs-Meditationen – Teil 2

Die schönsten und stärksten Selbstheilungs-Meditationen des bekannten Meditationslehrers Wolfgang Hahl (total 78:39)

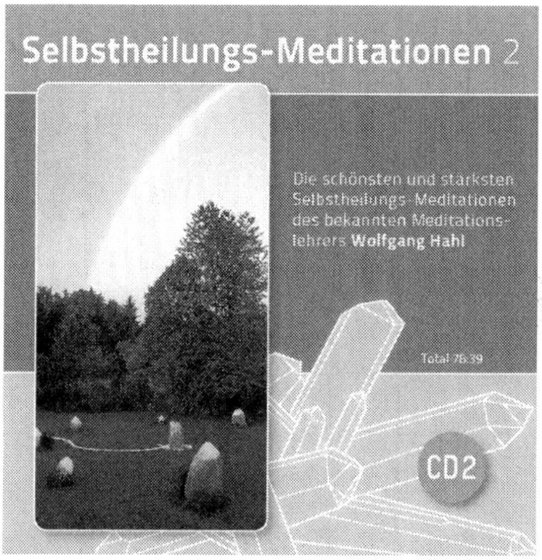

Meditation 1: *Chakren-Meditation über den inneren Regenbogen*
Meditation 2: *Innere Kommunikation und Heilvisualisierungen mit eigenen Schwachstellen und Organen*

Weiterführende und vertiefende Selbstheilungs-Meditationen. Zur spirituellen und energetischen Aktivierung und Ausbalancierung der feinstofflichen Körper wie auch der einzelnen Chakren. In der 2. Meditation lernt man, mit den eigenen Organen und Schwachstellen zu kommunizieren, sie zu energetisieren und in ihrer Heilung zu unterstützen und dabei seine eigenen Beschwerden und Krankheiten zu verstehen und geeignete Lösungsansätze zu finden.

Ganzheitliche Fernheilungs-Meditationen – Teil 1

Ausführliche Fernheilungs-Meditation zu einer einzelnen Person mit sämtlichen wichtigen Einzelpositionen der Hände (total 76:51)

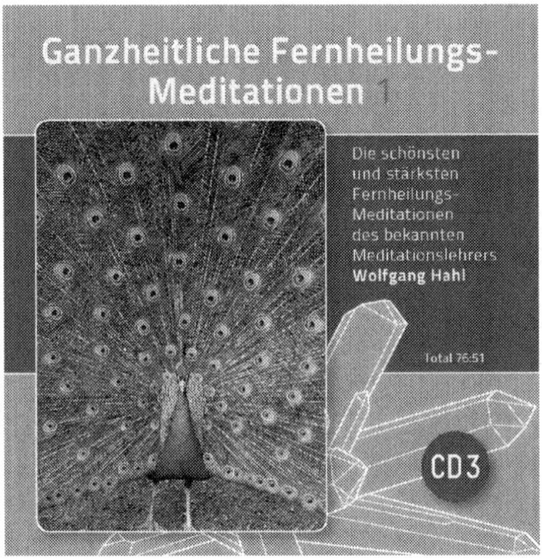

Das Grundlagenwerk zum Üben geistiger Fernheilungs-Meditationen, um die energetischen Bedürfnisse einzelner Körperbereiche des Empfängers sowie der mit ihnen verbundenen feinstofflichen wie auch psycho-somatischen Zusammenhänge erkennen und verstehen zu lernen. Die umfangreichste und ausführlichste Fernheilungsmethode, mit allen wichtigen und zusätzlichen Handpositionen, Einstimmungs-, Abschluss- und Energie-Techniken, die eine ganzheitliche Anwendung, auch bei schwierigen Krankheitsfällen, erst wirksam und erfahrbar machen!

Für Neu-Einsteiger wie auch ehemalige Seminarteilnehmer wunderbar geeignet, um kraftvolle Fernheilungs-Meditationen durchzuführen und sich durch die Anleitung ganz auf den Fluss feinstofflicher Energien so wie die innere Wahrnehmung konzentrieren und einlassen zu können.

Ganzheitliche Fernheilungs-Meditationen – Teil 2

Effektive Kurzversionen für jeden Anlass (total 74:54)

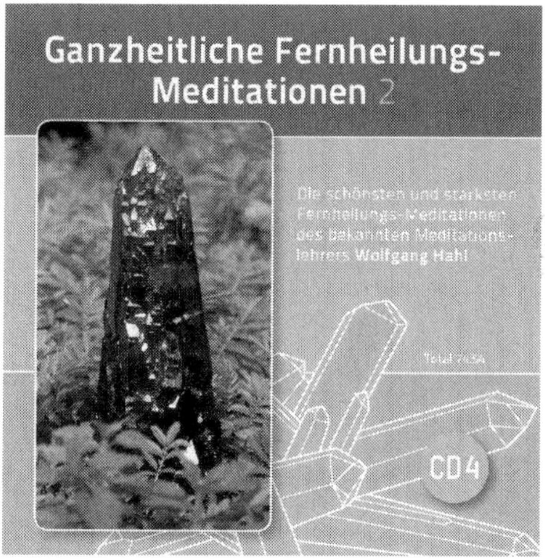

Meditation 1: *Effektive Kurzfernheilungs-Meditation zu einer einzelnen Person mit zusammengefassten Handpositionen als "Mudras"*
Meditation 2: *Effektive Kurzfernheilungs-Meditation als Fernheilungs- Liste für Menschen, Tiere und Pflanzen mit Erdenhüter-Kristallen.*

Fortgeschrittene Fernheilungs-Techniken für den zeitsparenden Einsatz zwischendurch.
Für berufliche wie auch private Geistheiler wunderbar geeignet, um regelmäßige ganzheitliche Heilungsimpulse zu einzelnen Menschen (Med. 1 oder aber auch seinem gesamten Klientel bzw. allen Wesen zu senden, die weltweit leiden und der Heilung bedürfen (Med. 2).
Deutlich spürbare Energieanhebung und Verstärkung beim Einsatz von Erdenhüter-Kristallen.

Erdheilungs-Meditationen

Die schönsten und stärksten Erdheilungs-Meditationen des bekannten Meditationslehrers Wolfgang Hahl (total 77:47)

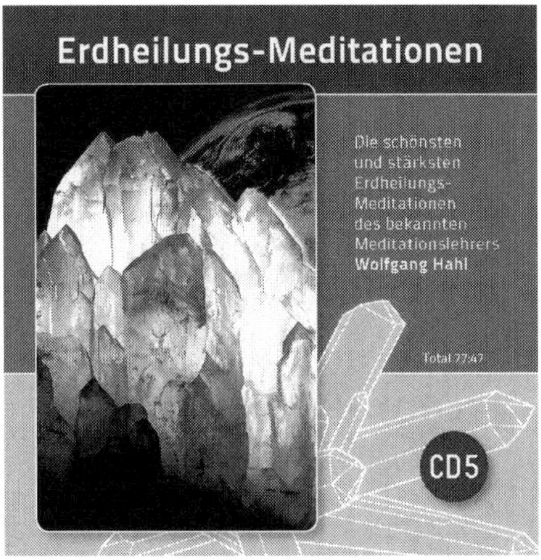

Meditation 1: *Fernheilungs-Meditation als Fernheilungs-Liste für alle bedürftigen Gegenden, Landschaften und Krisengebiete der Erde und zur Wesenheit von Mutter Erde selbst.*
Meditation 2: *Violette Lichtsäulen als Transformations-Zentren über die gesamte Erde geistig verteilen und verankern.*
Meditation 3: *Geistiges Arbeiten mit dem "Goldenen Licht". Bewusstseins-Anhebung der gesamten Menschheit ins "Goldene Zeitalter".*

Drei ganz unterschiedliche, jedoch allesamt äußerst wichtige und hoch wirksame Erdheilungs-Meditationen, die für Anfänger wie auch für erfahrene Praktizierende gleichermaßen geeignet und interessant sind.

Die schönsten und stärksten Meditationen des historischen Buddha

Achtsamkeits- (Vipassana-) Meditationen des klassischen Theravada-Buddhismus (total 79:30)

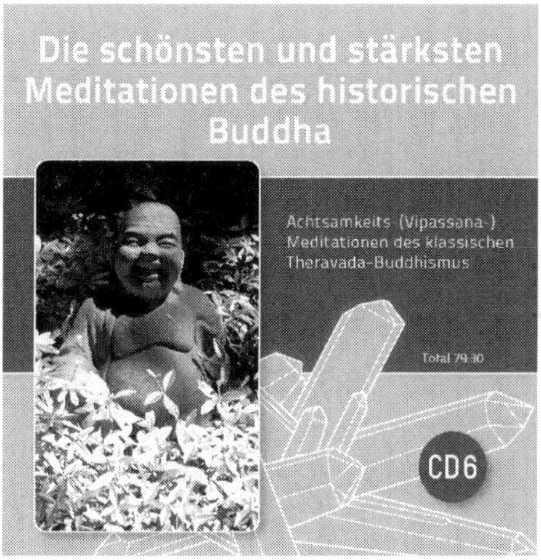

Meditation 1: *Achtsamkeitsübung auf die Atem-beobachtung*
Meditation 2: *Achtsamkeitsübung auf Gefühle und Emotionen*
Meditation 3: *Achtsamkeitsübung auf Gedanken- und Bewusstseinsprozesse*
Meditation 4: *"Metta"-Meditation (Buddhistische Fernheilungs- Meditation der liebevollen Güte)*

Die vorliegenden Meditationen geben die Original-Anleitungen des vor ca. 2500 Jahren lebenden Gautama Buddha in moderner Sprache zusammengefasst als Kurz-Versionen wieder, so dass Jeder diese leicht zwischendurch im Alltag durchführen kann. Die wichtigsten Grundlagen-Übungen und Meditationen, um die eigene Achtsamkeit in jedem Lebensbereich zu erhöhen sowie ein hohes spirituelles Bewusstsein zu entwickeln.

Traumreise zum "Inneren Meister"

Geführte Meditation des bekannten Meditationslehrers Wolfgang Hahl (total 75:43)

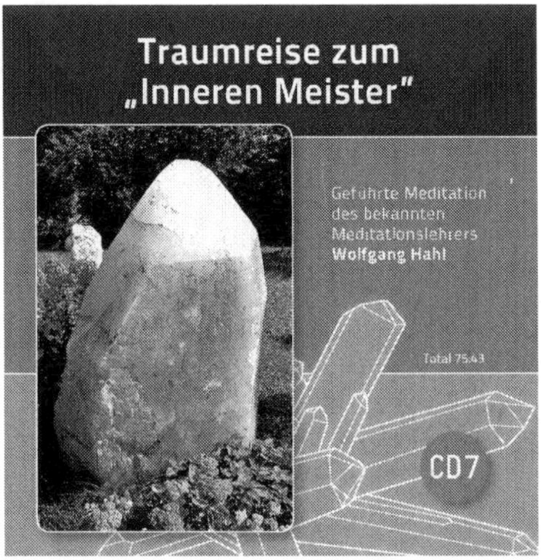

Teil 1: *Geführte Meditation zum "Inneren Meister"*
Teil 2: *Nachfolgende Erläuterungen als Interpretations-Hilfe zu den einzelnen Schritten der Traumreise*

Eine faszinierende Traumreise zu sich selbst, um die inneren verborgenen Wahrheiten seines Höheren Selbst zu erfahren und daraus aktuelle wichtige Botschaften für sich zu empfangen.
Der Kontakt und die Begegnung mit seinem "Inneren Meister" wird einem jedes Mal aufs Neue inspirierende Einsichten und Botschaften schenken, die jeweils das eigene Leben nachhaltig positiv verändern.Werden Sie Meister Ihres Lebens, indem Sie in engen Kontakt und Austausch mit Ihrem "Inneren Meister" treten.
Mit ausführlichen Interpretationshilfen zu den erfahrenen Schritten und Passagen der geführten Traumreise.

Berührende Herzens-Meditationen für die Neue Zeit

Die schönsten und stärksten Herzens-Meditationen des bekannten Meditationslehrers Wolfgang Hahl (total 64:18)

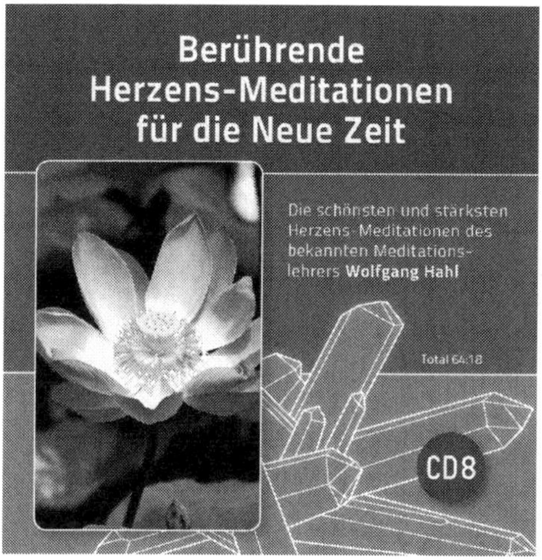

Meditation 1: *Heilung des Herzens und alter Seelenwunden*
Meditation 2: *Die Vereinigung der beiden Pole Liebe/Mitgefühl sowie der Herzenskraft als eine Einheit im Herzen. Als Ziel gilt: „Lass deine Liebe kraftvoll und deine Kraft liebevoll werden".*

Zwei ganz außergewöhnliche, aber äußerst kraftvolle wie auch tief berührende Herzens-Meditationen, die nicht nur einen "Seelen-Balsam" für alle emotionalen Verletzungen und Herzenswunden schenken (Med. 1). In Med. 2 erfährt man ungewohnt kraftvoll die eigenen verschiedenen Facetten seines Herzens und lernt, diese miteinander zu einer einzigen großen Herzensenergie zu verschmelzen, die allen Anforderungen unseres Alltags gerecht wird und uns innere Stabilität wie Sensibilität verleiht.

Berührende Engel-Meditation

Die schönsten und stärksten Engel-Meditationen des bekannten Meditationslehrers Wolfgang Hahl
(total 71:46)

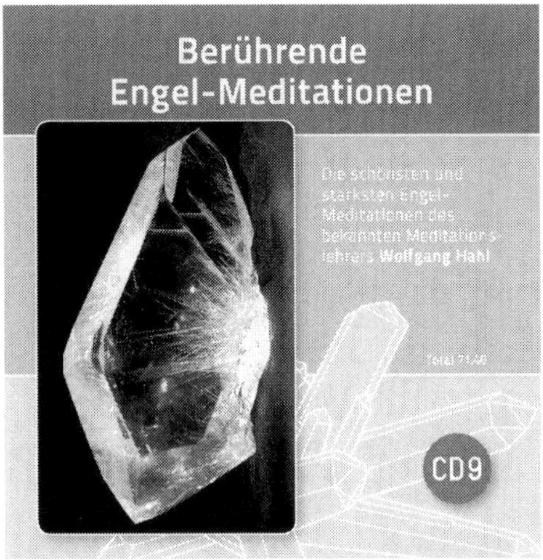

Meditation 1: *Geistige Kontaktaufnahme und innige Kommunikation mit dem eigenen Schutzengel*
Meditation 2: *Geistige Kontaktaufnahme und innige Kommunikation mit einem Landschafts-Engel von Naturplätzen*

Mit dieser in Meditation 1 energetisch deutlich erfahrbaren Engel-Meditation gelingt es einem mühelos, eine direkte Kontaktaufnahme mit dem eigenen Schutzengel einzugehen und ihn genauer kennen zu lernen und zu erfahren.
In Meditation 2 tritt man in Kontakt mit einem Landschaftsengel eines beliebigen Naturplatzes und lernt, mit ihm zu kommunizieren. Die CD bietet eine ideale Grundlage um darauf aufbauend mit allen Arten von Engeln und Lichtwesen zukünftig jederzeit auf einfache und effektive Weise eine spürbare spirituelle Verbindung aufnehmen zu können.

Traumreise zum Geist von Mutter Erde

Geführte Meditation des bekannten Meditationslehrers und Erdheilers Wolfgang Hahl (total 79:08)

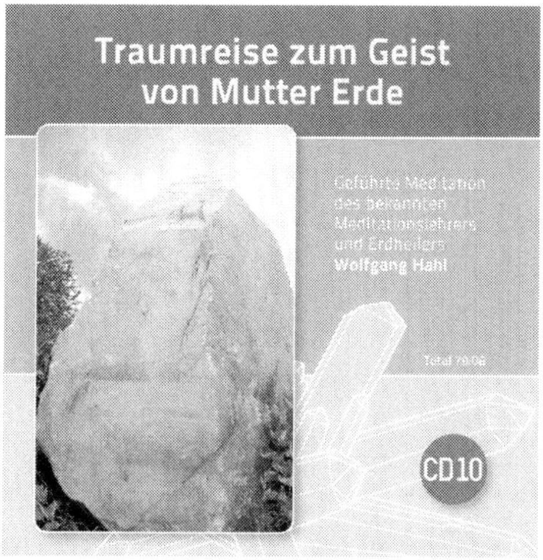

Teil 1: *Geführte Meditation zum Geist von Mutter Erde*
Teil 2: *Nachfolgende Erläuterungen und Erklärungen als Interpretations-Hilfe zu den einzelnen Schritten der Traumreise*

Immer mehr Menschen wird zunehmend bewusst, das die Erde ein lebendiges und fühlendes Geistwesen mit einem umfassenden Bewusstsein darstellt.

Mit dieser sanft geführten Traumreise wird es nun Jedem möglich gemacht, immer wieder aufs neue diesen Kontakt für sich herzustellen, ganz persönliche Botschaften von Mutter Erde zu empfangen und darüber hinaus sogar jedes Mal neue Geschenke auf der spirituellen und energetischen Ebene von ihr zu erhalten.

Traumreise zum "Inneren Heiler"

Geführte Meditation des bekannten
Meditationslehrers und Geistheilers Wolfgang Hahl
(total 69:56)

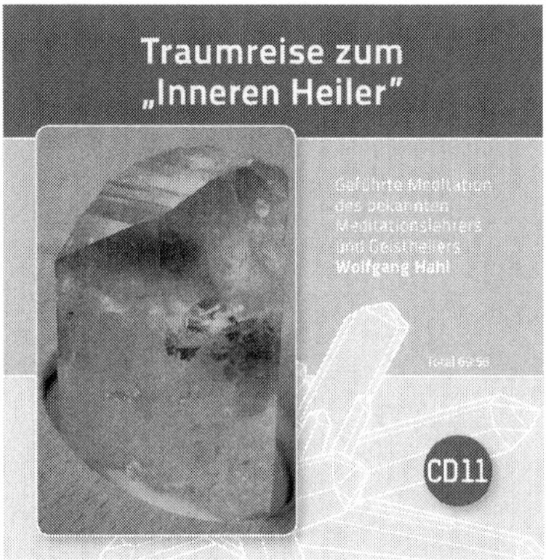

Teil 1: *Geführte Meditation zum "Inneren Heiler"*
Teil 2: *Nachfolgende Erläuterungen und Erklärungen als Interpretations-Hilfe zu den einzelnen Schritten der Traumreise*

Da jegliche Form von Heilung letztendlich durch die inneren Selbstheilungskräfte ausgelöst wird, ist es deshalb am wichtigsten, auch in einen innigen geistigen Kontakt mit seinem "Inneren Heiler" treten zu können. Dies ist die geistige Instanz, die unser Höheres Selbst mit unserem Unterbewusstsein verbindet und uns klare Botschaften vermitteln kann, worauf es bei unserer Heilung ankommt und was dabei wichtig ist. Neben ganz persönlichen Botschaften erfahren wir, was uns innerlich eigentlich blockiert und krank macht, genauso was uns in unserer Heilwerdung fördert und unterstützt.

Rückführung/Reinkarnations-Reise zur schönsten bisherigen Inkarnation

Geführte Reinkarnations-Meditation (Rückführung) des bekannten Meditationslehrers Wolfgang Hahl (total 61:18)

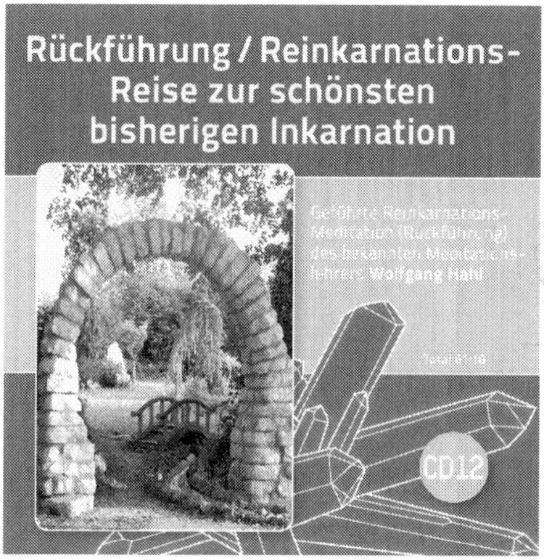

Teil 1: *Rückführungs-Anleitung zur schönsten bisherigen Inkarnation*
Teil 2: *Nachfolgende Erläuterungen als Interpretations-Hilfe zu den einzelnen Schritten der Rückführung*

Mit dieser angeleiteten Rückführung werden einem exakt die einzelnen Punkte und Details aus dem eigenen unterbewussten Erinnerungsvermögen zugänglich gemacht und aufgezeigt, die in einem früheren Leben dazu führten, dass dieses sogar die glücklichste und schönste aller bisherigen Inkarnationen wurde. Auf diese Weise wird das eigene geistige und emotionale Potential wieder freigelegt und einem dadurch ermöglicht, es im jetzigen Leben wieder zu erwecken und damit sich zum Allerschönsten und Erfüllendsten aller bisherigen Inkarnationen zu entwickeln

Printed in Germany
by Amazon Distribution
GmbH, Leipzig

27476346R00129